AF590021

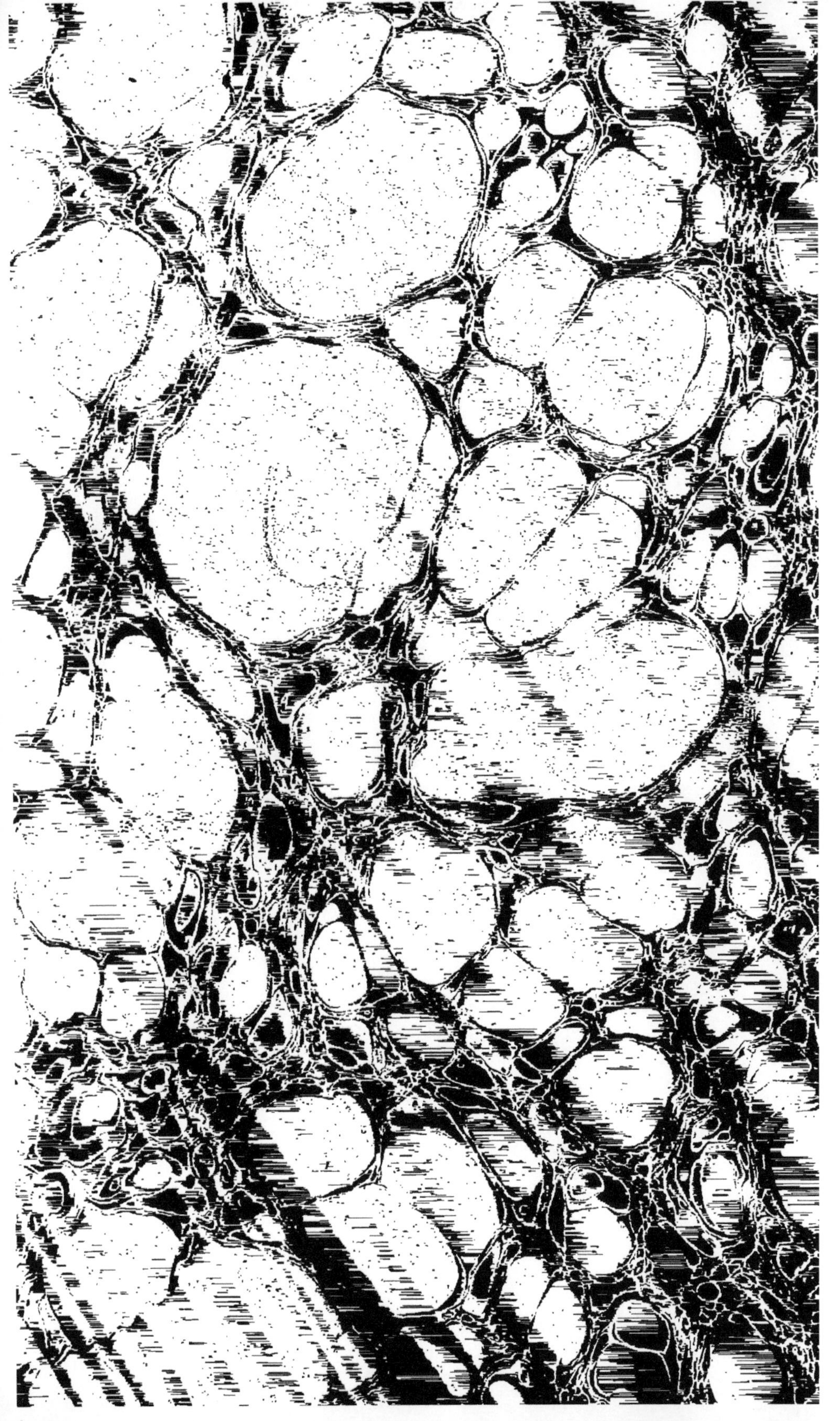

INFLUENCE

DES VÊTEMENS SUR NOS ORGANES.

DÉFORMATION

DU CRÂNE

RÉSULTANT

DE LA MÉTHODE LA PLUS GÉNÉRALE

DE COUVRIR LA TÊTE DES ENFANS.

PAR LE DOCTEUR

ACHILLE FOVILLE,

MÉDECIN EN CHEF

DE L'ASILE DÉPARTEMENTAL DES ALIÉNÉS DE LA SEINE-INFÉRIEURE.

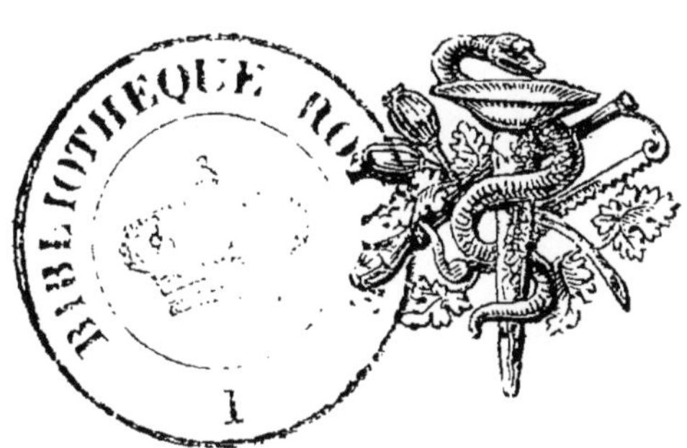

PARIS.

MADAME PREVOST-CROCIUS, ÉDITEUR,

RUE DES FOSSÉS-SAINT-GERMAIN-DES-PRÉS, N°. 12;

Et à la Librairie des Sciences médicales

DE JUST ROUVIER ET C. LE BOUVIER,

RUE DE L'ÉCOLE DE MÉDECINE, N°. 8.

1834.

A Messieurs

Esquirol, *Médecin de la Maison royale de Charenton ;*

Ferrus, *Médecin de la division des Aliénés de l'Hospice de la Vieillesse (hommes) ;*

Rostan, *Professeur de Clinique médicale à l'Ecole de Médecine de Paris.*

C'est dans leurs Leçons que j'ai puisé mon instruction.

Ce fut leur avis qui me fit choisir, en 1825, *par* M. le Baron DE VANSSAY, *alors Préfet de la Seine-Inférieure, pour diriger le service médical de l'Asile des aliénés de ce département.*

INFLUENCE

DES VÊTEMENS SUR NOS ORGANES.

DÉFORMATION

DU CRÂNE

RÉSULTANT

DE LA MÉTHODE LA PLUS GÉNÉRALE

DE COUVRIR LA TÊTE DES ENFANS.

On ne sait pas assez combien de lésions pour nos organes, combien de prédispositions funestes résultent de la vicieuse application de nos vêtemens. Les conseils de l'hygiène à cet égard ne peuvent être trop répétés, trop répandus; et peut-être ce sujet n'a-t-il pas encore été traité avec un soin proportionné à son importance.

La partie principale de ce mémoire est relative

aux déformations du crâne qui proviennent de l'usage pernicieux d'appliquer sur la tête des enfans un bandeau fortement serré.

Tout ce qui tient à l'éducation physique des enfans est de la plus haute importance, car la délicatesse de leurs organes peut trop aisément subir d'irréparables atteintes. Mais les adultes aussi sont exposés à de graves inconvéniens, par suite des gênes qu'imposent à leurs membres les exigences de la mode ou des routines mal entendues.

Toutes les parties du corps ont payé ou paient encore un dur tribut aux règles trop souvent arbitraires qui président à la toilette des deux sexes.

Esclaves de l'idée de beauté qu'on attache à la petitesse du pied, combien de personnes se condamnent à porter des chaussures trop étroites, et par là s'exposent à de nombreuses infirmités! Les cors, les durillons, les ongles rentrés dans les chairs, la déformation et le gonflement des jointures des orteils, une irritation habituelle des surfaces qu'affectionne la goutte, deviennent, suivant les prédispositions individuelles, les conséquences variées du trop d'étroitesse des chaussures.

Si, pour se grandir, pour faire paraître plus

avantageusement le pied, ou seulement pour suivre la mode, on adapte aux chaussures des talons élevés, on nuit à la solidité de la station, et, à la longue, on affaiblit l'articulation du pied avec la jambe.

Si vous essayez de descendre avec de telles chaussures un plan fortement incliné, vous reconnaissez bientôt l'inutilité de la tentative : en se plaçant sur la pente de ce plan, on ne fait qu'exagérer l'effet que ces talons élevés produisent seuls sur un plan horizontal : preuve manifeste qu'avec de telles chaussures la marche est moins assurée.

Quant à l'affaiblissement de l'articulation du pied avec la jambe, il résulte de ce que, le talon étant ainsi tenu dans une position plus élevée que la partie antérieure du pied, les rapports des surfaces de l'articulation du pied avec la jambe se trouvent changés dans la station, et prennent une obliquité qui les fatigue.

Pour être convenablement disposées, nos chaussures doivent avoir assez de capacité pour n'exercer aucune compression sur les orteils et les jointures; elles doivent être assez exactement serrées autour du coude-pied pour le contenir, et sans talons hauts.

On peut d'ailleurs, pour plus de développemens, se reporter sur cette matière aux écrits de Winslow et de Camper, qui, avec raison, ne l'ont pas jugée indigne de leur attention.

Les jambes ont souffert, à diverses reprises et à diverses hauteurs, de constrictions circulaires. Des jarretières non extensibles, appliquées au-dessous du genou et trop serrées, ont souvent fait développer la dilatation variqueuse des veines et l'engorgement chronique des articulations inférieures. Que ces jarretières fussent isolées ou adhérentes au bas d'un caleçon ou d'une culotte, peu importe pour l'effet, le danger tient au siége et au degré de la constriction. Des jarretières élastiques au-dessus du genou n'offrent aucun de ces inconvéniens.

Les jambes et les cuisses ont encore subi l'action d'autres compressions circulaires, lorsque la mode était de porter des culottes ou pantalons collans très-serrés; leur inconvénient devenait surtout grave lorsque cette partie du vêtement était faite d'une peau peu susceptible d'extension. Grâce à des idées plus saines en hygiène, nous sommes aujourd'hui loin de ces pratiques absurdes, et les varices et les gonflemens chroniques des jointures inférieures ont diminué dans une grande proportion.

Jusqu'ici, presque tout le mal dont j'ai parlé résulte de compressions. C'est encore la même cause qui, chez les deux sexes, peut rendre compte des désordres amenés par la mauvaise disposition des pièces de vêtemens appliqués sur le tronc.

Des ceintures variées serrées avec des boucles tenant ou non au pantalon des hommes, bien plus généralement encore les corsets des femmes, et surtout les cors à baleine qui serraient fortement la taille, le ventre, la poitrine, ont produit une énorme quantité de maladies du cœur, du foie, d'apoplexies, d'avortemens, suivant les cas.

Faut-il expliquer le mécanisme si simple de ces accidens? Sous l'influence d'une forte compression circulaire du tronc, qui, pratiquée autour de l'abdomen, agit directement sur le foie, sur l'utérus, ces deux organes se trouvent chacun directement blessés : l'avortement dans un cas, une phlegmasie chronique dans l'autre, sont faciles à comprendre. D'un autre côté, le ventre étant serré, les organes qu'il contient se trouvent refoulés vers la poitrine, la capacité de celle-ci diminuée d'autant. Par suite, l'embarras de la circulation a lieu, et, comme conséquence première, un sentiment de suffocation, auquel s'ajoute bientôt l'engorgement du sang dans le cerveau, d'où les congestions, les apoplexies, etc.

Plusieurs de ces effets restent écrits sur le cadavre. Je ne saurais dire combien souvent j'ai rencontré, chez les femmes de la Salpêtrière, le foie portant la profonde empreinte de la compression exercée par le corset. Mais tous ces maux sont bien diminués aujourd'hui; les véritables conditions de la beauté sont mieux comprises, et ce n'est plus que le petit nombre des femmes qui abusent du corset.

Quand aux hommes, l'abandon des culottes à ceintures bouclées, l'usage combiné des bretelles élastiques et de quelques lacets médiocrement serrés, n'entraînent aucun inconvénient réel.

La compression du cou par les cravates a souvent donné lieu à des accidens graves.

Feu le professeur Percy parle de soldats pris, en grand nombre, de congestions cérébrales sous l'influence d'une constriction de ce genre.

A défaut d'un bon régime, c'était avec la consigne de serrer excessivement leur cravate, qu'on leur donnait *bonne mine*, en faisant ainsi stagner le sang dans la figure.

Peut-être y a-t-il encore quelques hommes qui croient s'embellir en s'étranglant à moitié;

mais, à coup sûr, ce n'est plus chez nous un usage de serrer immodérément la cravate, et la tête s'en trouve mieux.

Chez beaucoup de militaires, la pesanteur du bonnet, l'étroitesse de son ouverture, la capacité de sa forme, qui sert de poche dans laquelle beaucoup logent une provision de tabac, produisent des accidens variés.

Percy parle à cet égard de gonflemens sanguins du cuir chevelu au-dessus de l'ouverture de bonnets militaires. Cette ouverture trop serrée faisait en quelque sorte ligature, et s'opposait au retour du sang appelé plus abondamment par la chaleur de telles coiffures; des congestions cérébrales se joignent presque nécessairement à cet engorgement externe, porté quelquefois assez loin pour s'opposer à l'extraction du bonnet, à moins d'une coupure dans son contour.

Lorsque ces bonnets, moins serrés, sont fixés au moyen d'une lanière qui passe sous le menton, l'inconvénient précédent n'a plus lieu, celui de la pesanteur et de la chaleur persistent.

On a vu souvent encore le tabac contenu dans ces bonnets, s'échauffer dans des momens de fatigue, et dégager des vapeurs dont l'action sur le cuir chevelu déterminait des symptômes de narcotisme. Avec une grandeur plus convenable, ces bonnets ne serviraient pas de poches.

Il faut convenir que de nos jours on voit successivement disparaître les inconvéniens qui, à d'autres époques assez récentes d'ailleurs, résultaient de certaines pratiques adoptées dans le costume des deux sexes.

Les remarques que je viens de faire n'ont plus aujourd'hui le mérite de l'à-propos, que dans quelques circonstances heureusement assez rares.

L'éducation physique des enfans, surtout dans les classes élevées de la société, a été aussi notablement améliorée. Le plus grand nombre des vices du maillot sont abolis; ces bandes, qu'on employait pour ajouter à la compression déjà trop grande des langes serrés, dans le but de faire d'un enfant ainsi emballé un paquet solide et commode à porter, sont complétement abandonnées parmi nous.

Mais, dans les classes inférieures de la société, surtout au fond de nos campagnes, combien ne faudra-t-il pas de nouveaux efforts pour répandre des vérités que l'éloquence des philosophes du dernier siècle, et le zèle de nos médecins les plus distingués, ont fait enfin prévaloir dans nos villes.

C'est dans les campagnes que les abus du maillot se trouvent encore réfugiés.

C'est là que, dans l'intention d'apprendre à marcher aux enfans long-tems emprisonnés dans leurs langes, on les suspend à des lisières serrées autour du corps, et nuisibles par cela seul; mais plus nuisibles encore, en ce que les bricoles qui s'y adaptent servant à suspendre ces petits malheureux qu'on agite ainsi de secousses dangereuses, les épaules, la colonne vertébrale, en subissent des tiraillemens dont l'effet est trop souvent une difformité permanente.

Dans certains départemens règne encore une pratique plus funeste.

Un grand poteau est dressé au milieu de la maison, et, lorsque les parens sortent pour se livrer à leurs travaux, ils suspendent leurs enfans à ce poteau avec des courroies, de manière que l'extrémité des pieds touche la terre.

Le poids du corps l'abaissant peu à peu, sans que les épaules puissent, dans la même proportion, s'engager dans des courroies serrées au-dessous des aisselles et arrêtées au poteau, le plus grand nombre de ces enfans restent contrefaits, et dans les départemens où règne cet usage la proportion des bossus est immense [1].

[1] Ces renseignemens me sont communiqués par M. le baron

Ces exemples font comprendre de quelle gravité peuvent être, dans les premiers tems de la vie, les influences d'une position habituelle sur des organes aussi durs que les os, et nous dispose à comprendre plus aisément encore quelles conséquences peuvent résulter d'une compression permanente.

Ils montrent en même tems comment, quand on a appris à les reconnaître, on peut retrouver chez l'adulte la trace de violences éprouvées par l'enfant. Nous allons voir, en étudiant les déformations du crâne, la preuve de cette vérité.

Il y a déjà long-tems que j'ai remarqué dans mon service de l'Asile départemental de la Seine-Inférieure, en quelle proportion considérable se rencontraient les difformités du crâne parmi les aliénés renfermés dans cet hospice. En 1829, j'écrivais, dans le *Dictionnaire de Médecine et de Chirurgie pratiques*, art. *Aliénation mentale:* « Il » est sûr qu'on trouve, parmi la population d'une » Maison de fous, beaucoup plus de conformations » vicieuses du crâne, qu'on n'en observe sur un » nombre égal d'hommes pris au hasard. Il existe

Dupont-Delporte, actuellement préfet de la Seine-Inférieure, qui a vu par lui-même cette pratique et ses effets dans le département de l'Arriège.

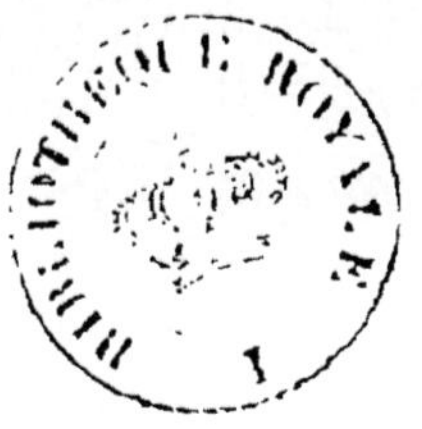

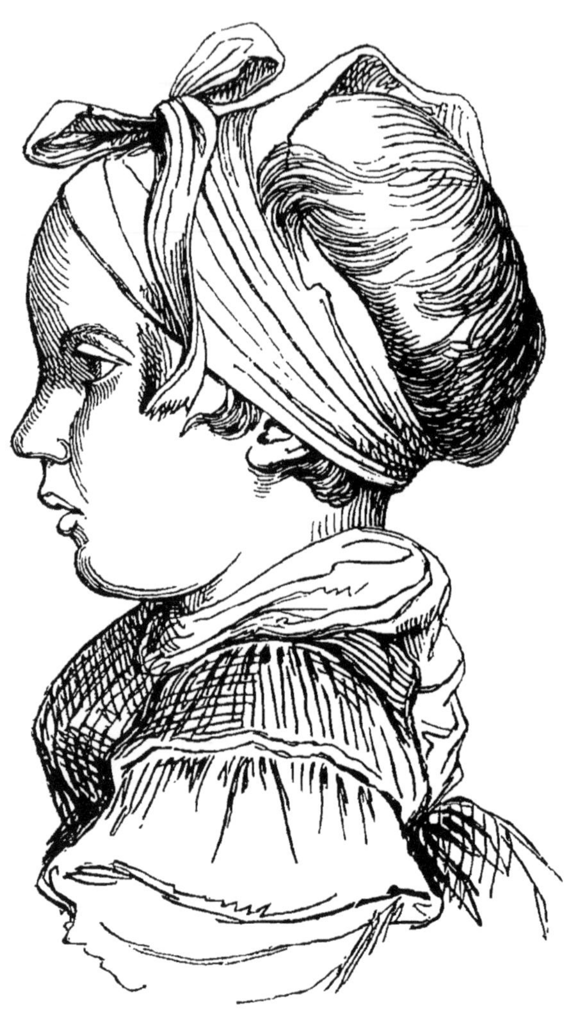

Fig. 1.

» plus de cinquante conformations vicieuses du » crâne, sur les trois cent trente aliénés que je » soigne : celle qui domine est l'étrécissement » circulaire de cette partie, suivant une ligne » qui, partant de la région supérieure du frontal, » se terminerait au-dessous de la protubérance » occipitale, en passant, à droite et à gauche, » au-dessus de la conque de l'oreille.

» Cet enfoncement circulaire est surtout pro- » noncé au sommet du frontal et sur ses côtés.

» Peut-être ce vice de conformation résulte-t-il » de l'habitude générale dans le pays d'entourer » la tête des nouveau-nés de ce que l'on appelle » un bandeau, morceau de toile triangulaire au » grand bord duquel on fait un pli de deux travers » de doigt, qu'on applique et qu'on serre préci- » sément sur la ligne que j'ai indiquée comme » siége de cet étrécissement. » (Voy. *Dict. de Méd. et de Chir. prat.*, tom. 1er., page 518.)

Depuis l'époque où je signalais cette difformité, hasardant comme une simple conjecture l'indication de la cause à laquelle on pouvait l'attribuer, mes observations à l'intérieur de mon hospice et au dehors se sont multipliées chaque jour et ont acquis plus d'importance.

Dans toutes les classes de la société, chez des adultes, chez des vieillards décrépits, chez des adolescens et chez des enfans de quelques jours, j'ai retrouvé la même déformation du crâne avec des caractères plus ou moins prononcés, et chez les enfans nouveau-nés, accompagnés de circonstances si frappantes, que l'explication qui ne me semblait, en 1829, qu'une conjecture vraisemblable, est devenue aujourd'hui pour moi d'une évidence manifeste. Or, comme cette altération, lorsqu'elle est portée à un certain degré, m'a toujours paru accompagnée d'accidens graves pour les individus chez lesquels on la rencontre; comme je l'ai vue signalée, dans quelques cas, par de simples troubles dans la circulation cérébrale; dans d'autres par la perversion des fonctions les plus importantes du cerveau, et même par l'idiotie et l'épilepsie; il y aurait eu de ma part coupable indifférence si, réservant pour la pratique personnelle de mon art le fruit de mes observations, je n'avais pas cherché à répandre la connaissance d'un fait si grave. Si ce fait est vérifié par l'expérience de tous, comme par la mienne, il en résultera, j'espère, la réforme d'un abus dont la pratique expose chaque jour tant de nouveau-nés à une mutilation funeste pour leurs facultés les plus nobles et les plus importantes.

Je sais combien les routines sont opiniâtres, surtout dans les classes inférieures de la société.

Mais les inconvéniens que je signale sont si grands! la réforme est si simple et si facile!

Si je parviens à faire partager ma conviction à tous ceux que la misère et la dégradation de l'espèce ne trouvent pas insensibles, un concours de généreux efforts parviendra sans doute à faire abandonner, dans les pays où il est en usage, ce bandeau appliqué sur la tête encore molle des nouveau-nés, et maintenu au moyen d'une attache étroitement serrée; procédé d'abrutissement qu'on croirait emprunté aux Caraïbes.

C'est surtout à mes confrères; c'est aux sages-femmes dont tant d'enfans reçoivent les premiers soins; c'est aux associations charitables dont le but est d'assister les pauvres femmes en couches, et de soustraire leurs enfans aux premières atteintes de la misère; c'est aux ecclésiastiques dont les conseils dirigent tant de malheureuses familles; enfin, c'est à tous les amis de l'humanité que cette œuvre philanthropique se recommande.

L'objet de ce mémoire est de faire sentir à tous la gravité du mal et la nécessité du remède.

Pour faire mieux comprendre en quoi consiste l'aberration de la forme normale, il faut considérer d'abord une tête d'homme dans son type.

La figure deuxième nous offre un exemple

d'une conformation naturelle remarquable par sa beauté.

Le front régulièrement élevé se courbe harmonieusement dans toute sa largeur. Le sommet du crâne et les parties postérieures correspondent admirablement avec cette partie antérieure par la régularité de leurs contours. Le trou auditif, sensiblement rapproché de l'extrémité postérieure, laisse au-devant de lui les deux tiers environ du globe crânien.

Sans être aussi belles que ce type, la plupart des têtes dont le développement n'a pas été contrarié par quelque violence, sont encore remarquables par une certaine régularité de formes.

Le plus grand nombre représentent un ovoïde dont la petite extrémité correspond au front; et malgré les différences individuelles qui en font varier la hauteur, la largeur ou la longueur, les têtes régulières, et, pour parler ainsi, les têtes naturelles, présentent dans toute leur étendue des surfaces convexes, des contours arrondis.

Le degré variable de courbure des surfaces chez les différens individus et dans les diverses régions du crâne, établit les différences individuelles, celles des races, et détermine la forme particulière de chacune de ses diverses régions.

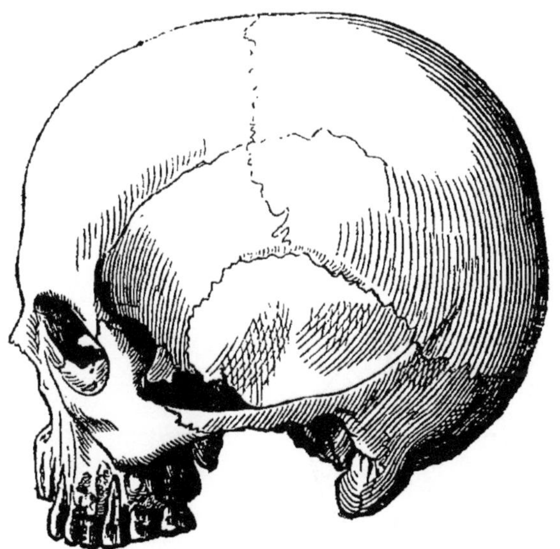

Fig. 2.

Avec un peu d'expérience dans l'observation du crâne, on a bientôt appris qu'une tête peut être bien conformée, quoiqu'on ne rencontre pas dans toutes ses parties une régularité parfaite, une symétrie absolue.

Souvent les deux moitiés, droite et gauche, offrent quelque différence entr'elles. Tantôt c'est l'un, tantôt c'est l'autre côté qui bombe davantage en avant ou en arrière. Ce sont là des remarques vulgaires et de peu d'importance, du moins pour mon sujet.

Je signale à l'attention publique une altération bien autrement saillante et d'un tout autre caractère.

Pour le crâne comme pour toute autre partie du corps, il existe plus d'un genre de difformité. Celle que je décris, malgré quelques différences individuelles, affecte toujours le même caractère général dans son ensemble.

Elle consiste en une dépression circulaire qui commence au haut du front, où elle offre sa plus grande largeur ; de là se dirige obliquement en bas et en arrière, passe au-dessus de la conque de l'oreille, et va gagner cette portion de la nuque où les masses charnues du cou se fixent à l'occiput. C'est dans ce dernier point qu'elle présente le plus d'étroitesse. Ainsi, elle porte sur toute la circonférence transversale du crâne dont elle dessine obliquement le contour.

Dans tous les cas, avec cette dépression coïncide la déformation générale de la boîte osseuse, et, comme conséquence inévitable, la déformation partielle de tous les os qui concourent à former ce qu'on appelle la voûte du crâne.

Voici d'abord en quoi consiste la déformation générale :

Le front, interrompu dans sa hauteur, est brusquement coudé. Le crâne, aplati supérieurement, se prolonge en arrière sous la forme d'un segment de cône ou de cylindre à diamètre variable, suivant les sujets; une saillie anguleuse termine en bas son prolongement postérieur.

Quant à l'altération partielle de chacun des os qui entrent dans la composition de la voûte, elle est facile à déterminer.

Dans un crâne bien conformé, le profil du front est représenté par une ligne assez régulièrement courbe, depuis le nez jusqu'à l'extrémité supérieure de l'os frontal. Dans les crânes déformés, au contraire, cette courbure, augmentée subitement, forme un angle prononcé, au-dessus duquel l'os du front se trouve abaissé, et son extrémité supérieure reportée d'autant en arrière.

Par suite, les pariétaux qui, par leur articulation

avec cette partie du frontal, constituent la voûte du crâne, se trouvent abaissés et reculés sur l'occipital, avec lequel ils s'engrènent en arrière comme avec le frontal en avant. Ils repoussent donc en arrière et en bas l'occipital. Celui-ci, pressé dans l'intervalle des pariétaux et de son articulation avec la colonne vertébrale, cède dans le sens de sa courbure, qui se trouve exagérée et offre ainsi, à l'extrémité postérieure du crâne, une flexion anguleuse proportionnelle à celle qu'a subie le frontal en avant.

C'est cette courbure forcée de l'occipital, qui se prononce à la partie postérieure des crânes déformés sous la forme d'une saillie anguleuse. Le bord inférieur de cet angle va jusqu'à présenter une surface concave dans quelques cas de déformation extrême. Il n'est pas rare qu'entre le frontal et l'occipital, les pariétaux eux-mêmes éprouvent dans leur courbure une augmentation qui se dessine par une saillie anguleuse au sommet de la tête.

Dans quelques têtes, cette saillie se prononce également à la flexion du frontal, à celle des pariétaux et à celle de l'occipital. En même tems, les intervalles de ces angles sont mesurés par des lignes droites. Il en résulte, dans le profil général du crâne, un aspect anguleux et rectiligne que les formes animales n'ont pas coutume de présenter.

Ainsi, aplatissement, rétrécissement, prolongement en arrière de la boîte crânienne; dépression périphérique dirigée de manière à former une sorte d'ellipse en travers du crâne dont elle dessine obliquement le contour ; largeur plus grande de cette dépression au haut du front, largeur moindre à l'occiput : tels sont les caractères généraux de la déformation considérée dans son ensemble, tandis que la brisure plus brusque de la courbure du frontal, la brisure correspondante de l'occipital, et, dans bien des cas aussi, celle des pariétaux, constituent la déformation particulière de chacun des os principaux de la voûte.

Un observateur exercé peut reconnaître à la simple vue cette altération sur des têtes couvertes encore de leur chevelure, et même, chez des femmes, à travers plusieurs bonnets superposés.

Avec moins d'habitude, on a besoin d'aider la vue du toucher; enfin, le meilleur moyen de rendre cette altération évidente pour tous les yeux, est de faire raser les têtes qui la présentent.

On rencontre d'ailleurs beaucoup de degrés dans le développement de cette difformité. Ses premières apparences se manifestent par un léger excès de longueur du crâne, et montrent, sur divers points de sa périphérie, des impressions faciles à confondre avec des accidens naturels de ses formes. Ces premiers degrés ne seraient pas soupconnés pour ce qu'ils sont, si par l'étude de degrés plus prononcés d'abord et d'intermédiaires ensuite, on n'était conduit à reconnaître les premiers rudimens de l'altération.

Dans les cas extrêmes qu'on ne peut envisager sans étonnement, l'allongement du crâne est excessif; un étranglement circulaire semble le partager en deux cavités distinctes placées l'une au-devant de l'autre, et abouchées sur la ligne oblique de l'étranglement.

Entre ces deux extrêmes et les premières apparences de l'altération, il y a un nombre infini d'intermédiaires offrant chacun, à côté des caractères généraux communs, quelques différences individuelles relatives aux différences primitives des individus.

Je vais essayer de faire connaître à la fois ces divers degrés et les principales variétés de formes avec lesquelles ils se combinent.

On s'en fera aisément une idée en jetant un coup-d'œil sur les figures rassemblées à la fin de ce travail.

Chacune des figures n°s. 3, 4, 5, 6, 7, 8, 9,

offre, à un degré bien prononcé, l'ensemble des caractères distinctifs dont j'ai déjà parlé.

Comparées à la figure n°. 2, donnée comme type, elles s'en éloignent toutes d'une manière analogue.

Toutes présentent cet alongement postérieur dont j'ai parlé précédemment. Dans toutes, la face étant placée suivant un plan vertical, une ligne verticale abaissée sur le conduit auditif laisse un volume de crâne beaucoup plus considérable en arrière qu'en avant. Dans toutes, la longueur de la ligne, conduite du trou auditif à la protubérance de l'occipital, est de beaucoup augmentée. Cette augmentation est telle chez plusieurs, dans la tête n°. 3, par exemple, que la distance du trou auditif à la protubérance occipitale est devenue plus considérable que celle du trou auditif aux bosses frontales; et dans une conformation régulière, c'est toujours l'inverse qui a lieu. Mais ce n'est pas à ce prolongement du crâne en arrière que se borne l'altération.

Dans les têtes n°s. 3, 4 et 5, la dépression circulaire du front à l'occiput forme une gouttière assez profonde tout au tour du crâne. Cette gouttière, qu'on aperçoit dans sa concavité antérieure et postérieure dans les figures 3 et 5, et dont la figure 4, prise sur le même sujet que la

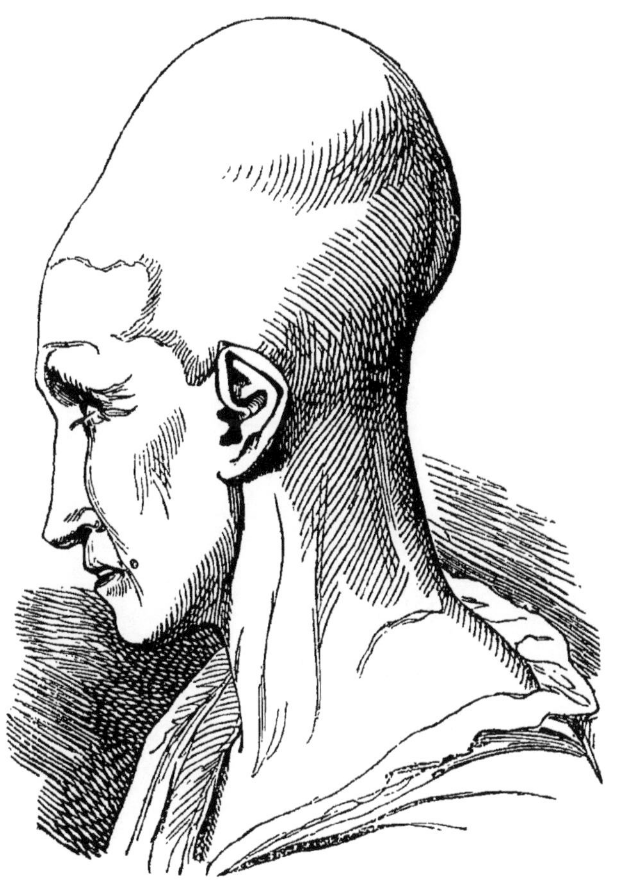

Fig. 3.

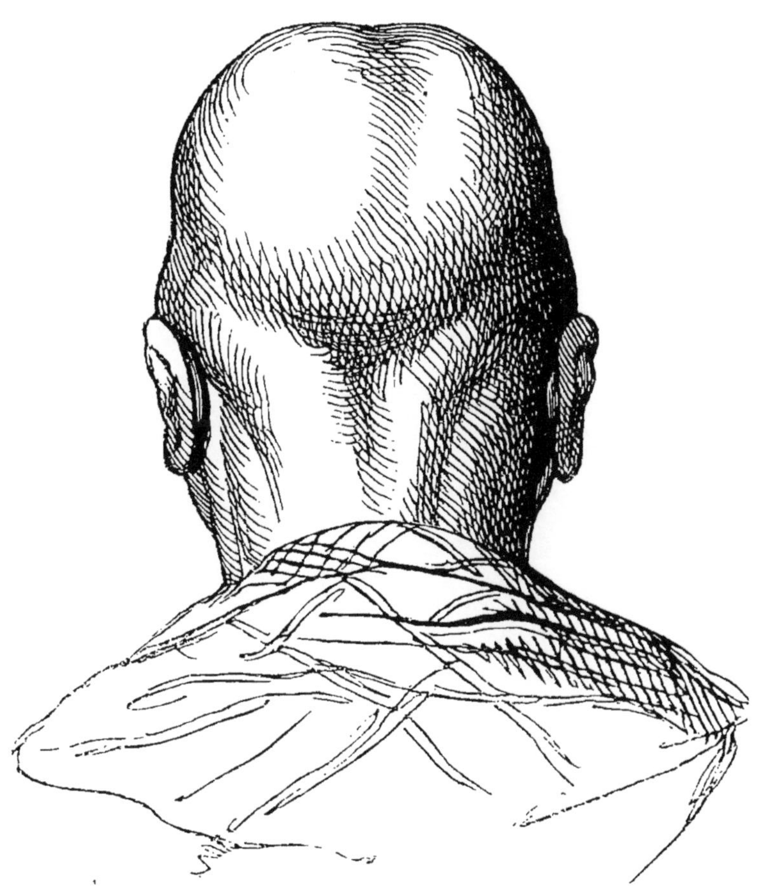

Fig. 4.

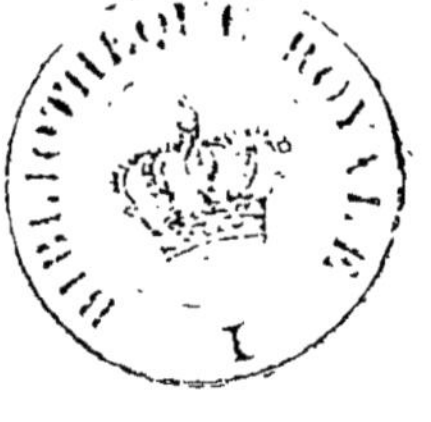

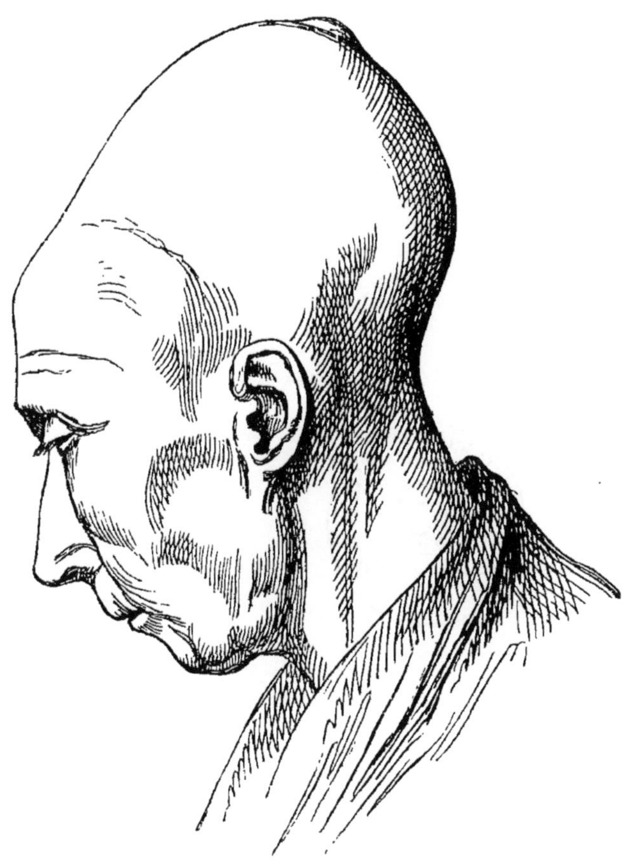

Fig. 5.

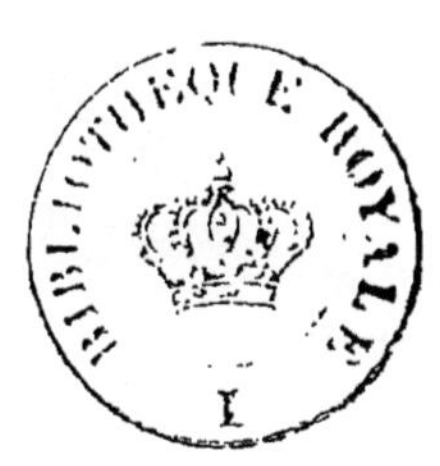

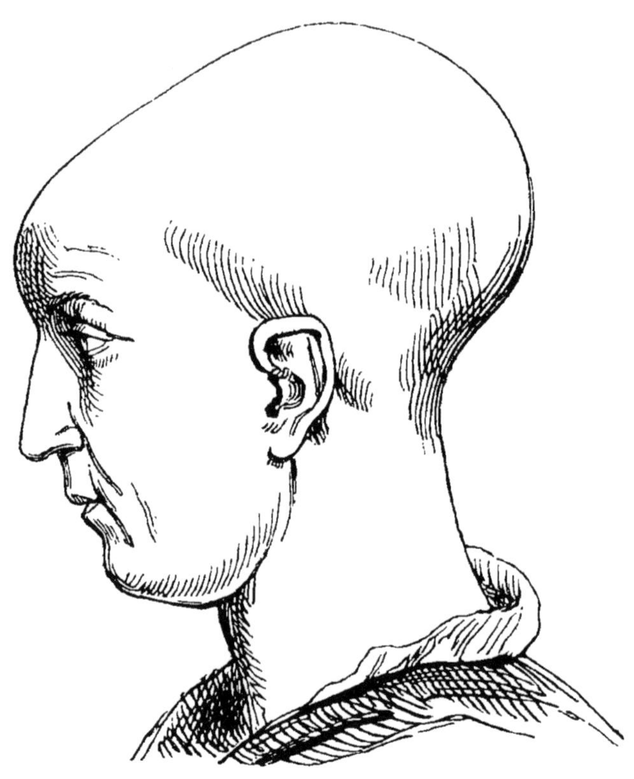

Fig 6.

figure 3, montre la présence dans les régions latérales, suit exactement, comme on le voit, le trajet que nous avons indiqué.

Dans les têtes n°s. 3 et 5, l'alongement total du crâne et son prolongement en arrière sont tels, qu'ils déterminent habituellement chez les malades une inclinaison de la face en avant. Le but évident de cette direction de la tête est de rapprocher du centre de gravité l'extrémité postérieure du crâne. C'est la position qu'on prend instinctivement lorsqu'un poids appliqué à la nuque tend à l'entraîner en arrière. Dans nos exemples, c'est le prolongement même du crâne et du cerveau qui, par sa pesanteur, exerce cet effort en arrière, et provoque l'inclinaison de la face en avant. Dans la tête n°. 6, la gouttière circulaire est moins prononcée dans tout le contour de la tête, mais elle l'est encore beaucoup en arrière et sur les côtés. La masse du prolongement postérieur est énorme, et, relativement, l'aplatissement du front porté très-loin. La partie verticale de l'os frontal est d'une petitesse extrême; depuis l'endroit où le front se réfléchit en arrière, jusqu'au point le plus élevé du vertex, existe une surface mesurée par une longue ligne droite.

La figure n°. 7 est une des plus curieuses que j'aie observées.

Dans cette tête, dont une règle bien plutôt qu'un compas semble avoir tracé les contours, il n'y a presque pas de lignes courbes. Quatre plans rectilignes, un frontal, un occipital, et les deux autres qui, de l'occiput et du front, montent au vertex, sont unis par des angles dont l'antérieur et le supérieur sont à peine émoussés. Un des côtés de cette tête, et ici encore la gravure est muette, est aplati comme s'il eût été moulé sur une planche. Toute la surface du large plan supérieur est luisante et dépourvue de cheveux; c'est de toute évidence une large cicatrice qui trahit l'existence d'une ancienne et longue suppuration. Du reste, l'extrémité supérieure postérieure du crâne représente tout-à-fait le segment d'une pyramide qui bientôt serait complète, si l'on prolongeait un peu en haut les lignes antérieure et postérieure de ce segment.

Quant à la tête n°. 8, la déformation qu'elle a subie est beaucoup moins prononcée que dans les précédentes. Recouverte de ses cheveux, cette tête, pour le plus grand nombre des observateurs, n'offrirait rien d'étranger à une conformation ordinaire; mais, rasée et rapprochée des précédentes, elle présente des traces non équivoques du même genre de violence auquel les autres ont cédé, et complète avec elles l'exposition des

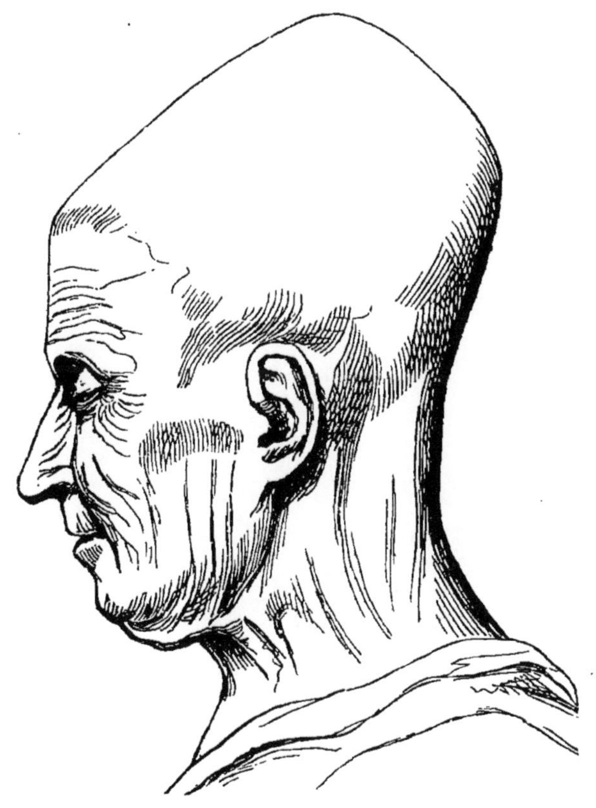

Fig. 7.

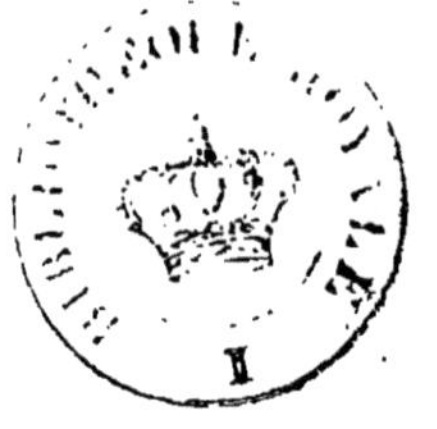

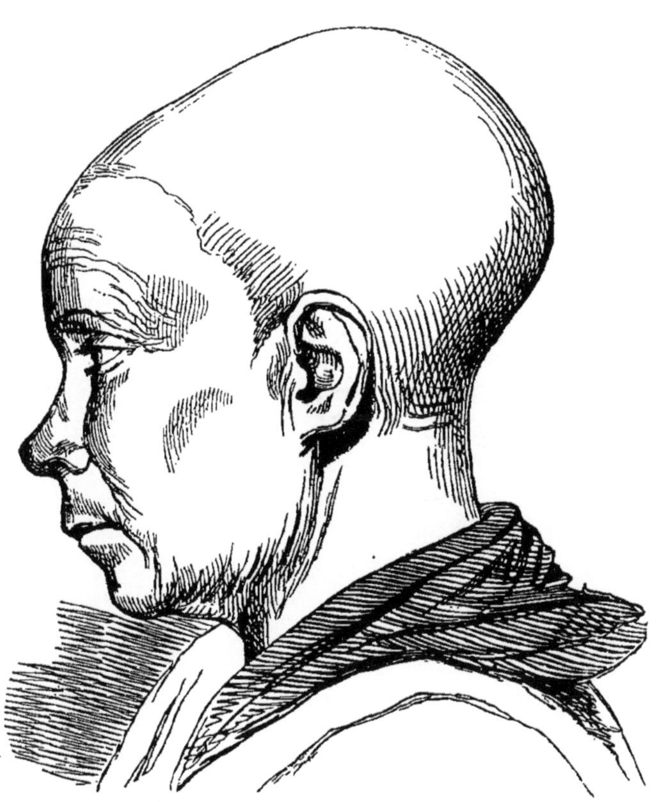

Fig. 8.

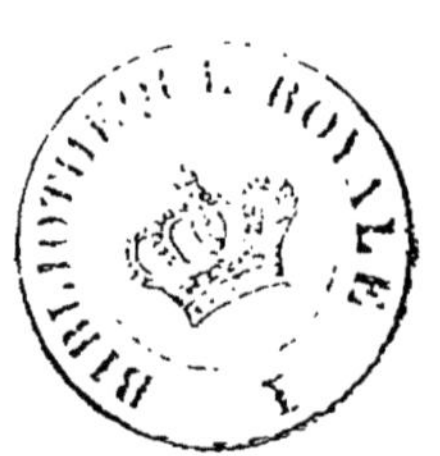

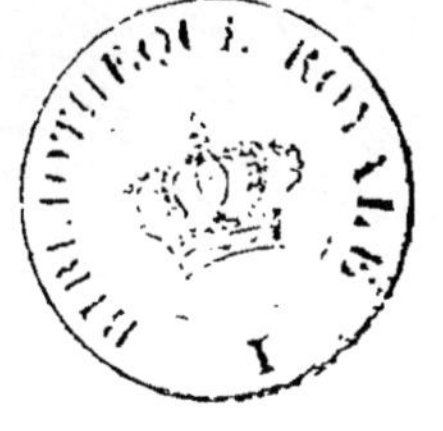

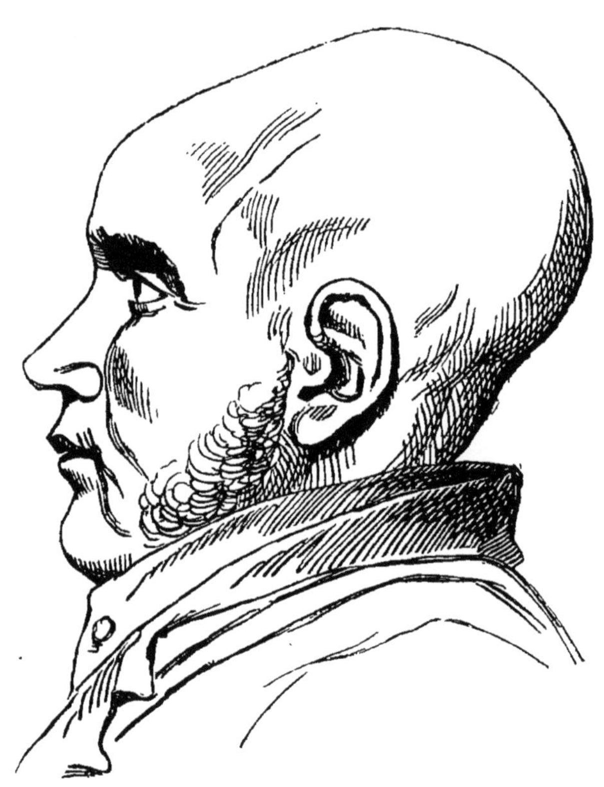

Fig. 9.

principales variétés de forme que cette altération présente chez les différens sujets.

Quant à la 9e., c'est celle d'un homme; elle est donnée comme échantillon de la déformation dans le sexe masculin. C'est un exemple assez prononcé, surtout quand on se rappelle que le crâne de l'homme est généralement plus court que celui de la femme. Cette tête est encore remarquable par la dégradation du front, que dans aucune des têtes précédentes nous ne voyons autant surbaissé. L'homme auquel elle appartient, épileptique dès son enfance, est remarquable d'ailleurs par un profond degré de stupidité.

Je ne multiplierai pas les exemples de cette déformation; ceux qui porteraient à la question que je soulève un intérêt assez vif pour vouloir l'étudier plus à fond, doivent venir visiter notre hôpital. Là, ils pourront, en quelques heures, examiner plusieurs centaines de ces déformations, et se familiariser aussi bien avec leur type général qu'avec leurs différences individuelles.

Les caractères de la difformité du crâne, que j'ai voulu signaler dans ce mémoire, étant ainsi déterminés, il s'agit maintenant de démontrer que cette difformité n'a pas d'autre cause que l'action du bandeau.

Cette aberration de la forme normale pourrait-elle être un défaut naturel produit par quelque vice, quelque perturbation dans la marche de l'ossification du crâne?

Serait-ce par cette déformation que se prononcerait le rachitisme du crâne, et l'analogie de forme dans les différens cas particuliers ne serait-elle autre que l'analogie qui se produit également dans le plus grand nombre des cas particuliers de déformation de la colonne vertébrale? Evidemment non, car ces formes de tête se rencontrent chez des sujets doués des meilleures constitutions; et d'ailleurs, la disposition de l'altération elle-même est toute contraire à ce qu'elle serait sous l'influence d'une cause rachitique.

En effet, le crâne de nos malades est alongé, rétréci, ce qui suppose dans ses parois une certaine force de résistance, tandis qu'il s'élargit, s'avachit chez des sujets scrofuleux dont les os manquent d'une consistance suffisante.

Cette déformation du crâne est-elle au contraire le résultat d'une compression extérieure?

Si l'on s'en rapporte à quelques auteurs, cette dernière cause n'est pas admissible : aucune violence, suivant eux, ne peut faire dévier le crâne de sa forme naturelle. Cette opinion, ils la fondent sur quelques expériences faites sur de jeunes cochons d'Inde.

Il ne faut pas être difficile pour déduire l'impossibilité d'une déformation du crâne humain par le moyen d'une compression extérieure, de l'impossibilité de produire sur le crâne d'un cabiais le même effet par l'application d'une cause de même espèce.

Mais, quelle analogie, je le demande, entre la voûte surbaissée d'un crâne de cabiais, d'un crâne enfoncé et perdu dans l'écartement des arcades zygomatiques, des sinus frontaux et des chairs de la nuque, et un crâne humain? Ce crâne de cabiais ne décrit au-dessus des parties qui l'environnent qu'une courbe imperceptible, il n'offre aucune prise à une constriction permanente, tandis que le vaste crâne de l'homme, renflé au-dessus de toutes les parties de la face et du cou, faisant, par son volume chez l'enfant, plus des trois quarts d'une sphère parfaitement isolée, se prête sans obstacle à l'action de toute espèce de pression circulaire.

Quelle analogie, d'ailleurs, entre un crâne dont le développement total est l'affaire de quelques mois, après lesquels son volume est arrêté, ses os ont acquis toute leur consistance, et le crâne humain qui grandit quelquefois pendant quarante ans.

Le premier est déjà tout osseux lorque l'animal

vient au monde ; le second présente toujours pendant plusieurs mois, sur différens points de son étendue, de larges surfaces membraneuses si molles que le seul effort du sang les soulève et les fait palpiter.

De toute évidence, en concluant du cochon d'Inde à l'homme, on s'est laissé abuser par une fausse analogie.

Ce n'est toutefois pas à l'exposition des différences existant dans les deux termes de la comparaison, que je bornerai ma réfutation. La déformation du crâne humain, provenant de l'action de causes extérieures, est démontrée d'une manière positive.

Les Caraïbes en offrent un exemple bien concluant et connu directement d'un grand nombre de personnes. On possède aujourd'hui en Europe un nombre assez considérable de crânes déformés d'individus de cette race. La preuve d'une déformation produite par une violence extérieure y est empreinte d'autant plus évidemment, qu'on peut mettre à côté de cette forme celle des crânes de Caraïbes dont le développement n'a pas été contrarié par ce fâcheux artifice.

Blumenbach, *in collectione craniorum*, donne deux figures de crânes de Caraïbes que chacun peut consulter avec intérêt. Celles que

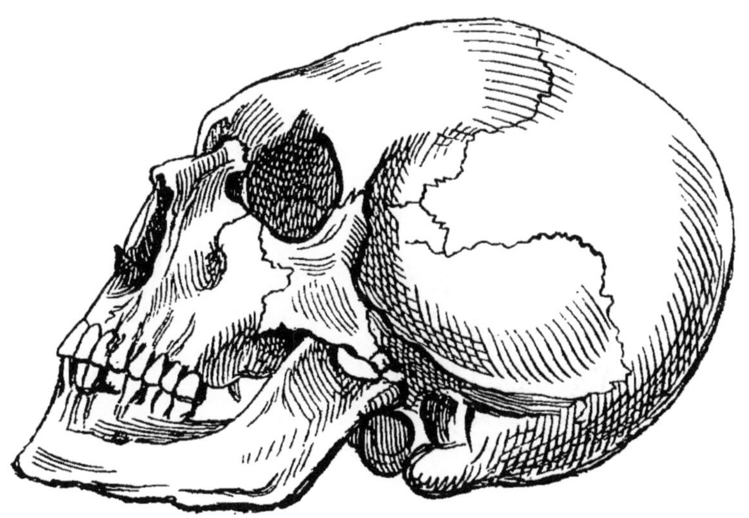

Fig. 10.

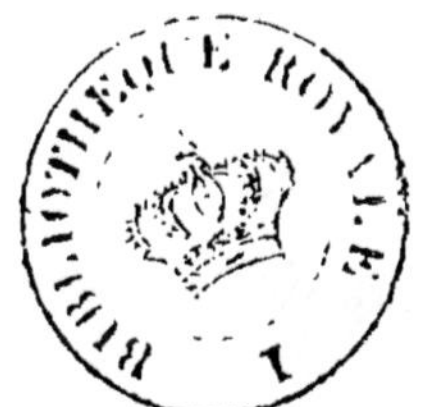

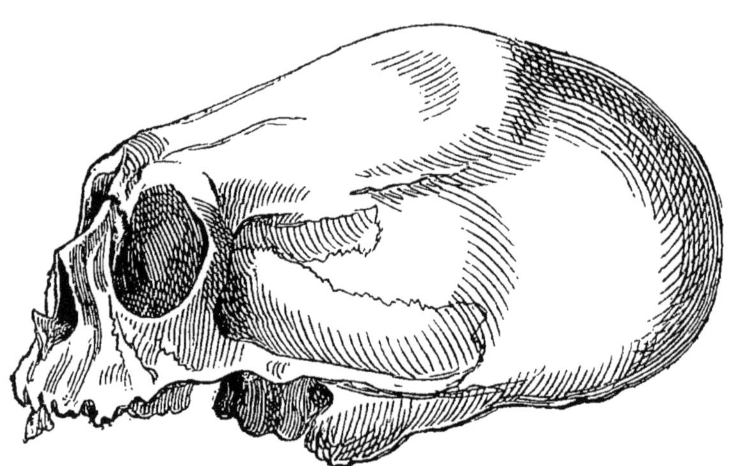

Fig. 11.

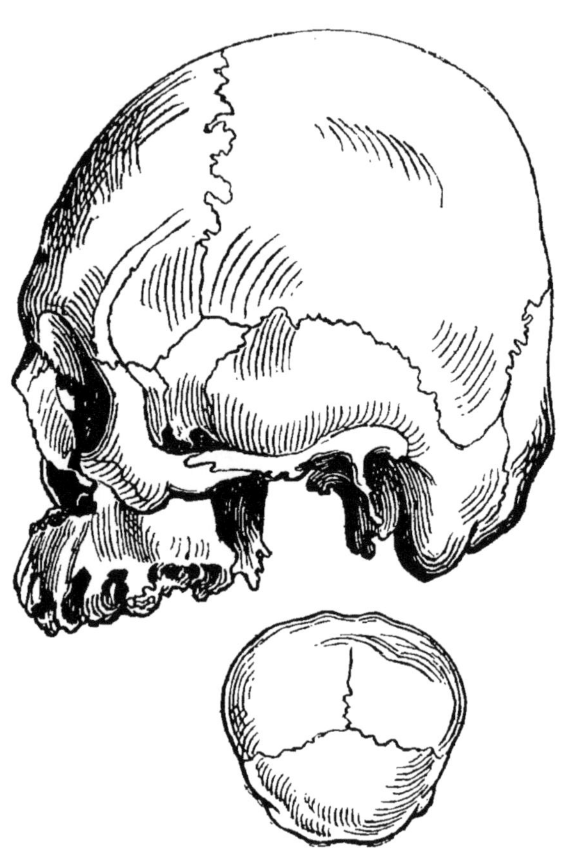

Fig. 12.

je rapporte (voyez fig. 10 et 11) sont copiées sur des figures de l'ouvrage de Lawrence, *on Natural history of man*, dont les dessins sont tracés d'après nature.

J'ai vu moi-même à Londres une assez grande quantité de ces sortes de crânes.

La difformité de la figure n°. 11 est telle, que personne, au premier abord, ne la prendrait pour une tête humaine. On aurait peine à comprendre un pareil degré de déviation du type naturel, si l'on prenait ce type dans la fig. n°. 2, qui offre les formes les plus belles de la plus belle et de la plus intelligente des races humaines ; mais, en examinant une tête de Caraïbe abandonnée à son développement naturel, (la fig. 10 en est un exemple), on trouve déjà un tel alongement du crâne en arrière, qu'on peut mieux concevoir ensuite ce que l'artifice ajoute à cette conformation déjà si pauvre, si brutale, on pourrait dire.

Un autre exemple non moins concluant, mais moins généralement connu, de ces sortes de déformations, est encore contenu dans le même ouvrage de Blumenbach. La figure 12, que j'ai fait copier pour ce mémoire, montre une dépression très-prononcée de la région occipitale du crâne.

La boîte osseuse se trouve par suite tellement

refoulée en haut et en dehors, qu'une ligne verticale abaissée sur le conduit auditif ne laisse presque rien derrière elle : et, d'un autre côté, la largeur du crâne se trouve démesurément augmentée. On en peut juger par la figure de la voûte, vue d'en haut et gravée au-dessous de la tête principale. C'est la tête d'un ancien Péruvien.

Je pourrais encore invoquer d'autres exemples tirés du même ouvrage de Blumenbach, parler des têtes des Turcs arrondies par l'effet d'une constriction circulaire d'avant en arrière exercée dans les premiers temps de la vie; mais ce dernier exemple et quelques autres analogues ne seraient pas d'un grand poids après ce que nous avons vu des Caraïbes.

Enfin, des observations directes ont déjà prouvé chez nous la déformation du crâne, et M. Virey, dans son article *Enfant* du *Dictionnaire des Sciences médicales*, s'explique, à ce sujet, de la manière suivante :

« A l'égard des compressions exercées sur le
» crâne encore mou, il est certain qu'on peut
» changer sa forme, et nous en connaissons
» des exemples.

» Ainsi, des béguins trop serrés par des
» rubans ont alongé la tête en pain de sucre

» à quelques individus. » Et plus loin : « Enfin,
» nous avons remarqué une sorte d'idiotisme
» chez un enfant à tête semblable, et dont la
» forme est due à la seule compression de la
» coiffure dans l'enfance. » (Page 230.)

J'en ai dit assez, je crois, pour établir d'une manière générale la possibilité de déformations du crâne par cause extérieure ; il me reste à chercher, dans les circonstances au milieu desquelles se sont développés ceux que nous avons journellement sous les yeux, quelle influence particulière peut rendre compte de la déformation qu'ils ont subie.

L'idée la plus naturelle, en observant attentivement la dépression périphérique, était de rapporter cette dépression à quelque constriction circulaire exercée sur la tête dans les premiers tems de la vie.

L'habitude, si répandue en France, d'entourer la tête des nouveau-nés d'un bandeau de toile terminé par des cordons noués précisément sur le trajet de la dépression indiquée, semblait bien propre à rendre compte d'une déformation si fréquente. Une coïncidence intéressante et bien propre à fortifier cette première supposition, c'est que, chez la très-grande majorité des sujets affectés de la déformation du crâne que je décris, la conque de l'oreille est simultanément déformée. Elle se trouve portée plus en arrière dans son extrémité supérieure, qui semble avoir décrit, dans cette direction, un arc de cercle dont le trou auditif serait le centre. En même tems, chez plusieurs sujets (voir fig. 3) cette extrémité supérieure de la conque de l'oreille est pâle, amincie, véritablement atrophiée: chez d'autres, elle se trouve collée si exactement contre la portion correspondante du crâne, qu'elle regarde en arrière autant qu'en dehors : et cet effet est quelquefois assez prononcé pour que l'observateur, placé derrière la tête, voie à la fois la surface externe de l'extrémité supérieure de chaque conque auriculaire. Le repli, l'ourlet de cette partie est déformé dans le plus grand nombre des cas (voy. fig. 3), et tellement pressé contre les surfaces correspondantes, aplaties elles-mêmes, qu'il rappelle les plis d'un morceau de linge repassé. La saillie centrale de l'oreille n'a pas éprouvé la même altération; elle conserve, ainsi que le lobule inférieur, sa position naturelle.

Toutes ces altérations de l'oreille sont faciles à concevoir en admettant autour du crâne une constriction circulaire constamment exercée sur le haut de sa conque.

Une seconde circonstance accessoire est que,

dans un grand nombre de cas, le cuir chevelu, dans le voisinage de la suture fronto-pariétale, offre des surfaces blanches, un peu luisantes et sèches, de véritables cicatrices, en un mot, sur lesquelles percent quelques cheveux rares et crépus.

Enfin, le plus grand nombre de ces altérations est offert par des femmes, tandis que les hommes, sans en être exempts, ne la montrent que dans une proportion moindre. Je parle de sujets qui ont passé l'enfance; car, dans les premiers tems de cette époque de la vie, il n'y a guères de différence entre les deux sexes, ce n'est que plus tard que cette différence se prononce.

Du moment où les considérations précédentes m'eurent conduit à comprendre les funestes effets du bandeau, j'ai recommandé avec instance la suppression de ce moyen, toutes les fois que j'avais à diriger l'éducation physique d'un enfant; et dans aucun des cas où mes conseils ont été suivis par les parens, la tête n'a éprouvé de déformation. Dans aucun de ces cas, non plus, je n'ai observé quelqu'un des accidens fâcheux qui sont trop souvent le résultat des constrictions artificielles de la tête.

Je ne pense pas avoir besoin de répondre ici à un préjugé encore accrédité parmi quelques personnes, que la tête molle d'un enfant nouveau-né peut être pétrie en quelque sorte par le chirurgien ou la sage-femme, et conserver dans la suite la forme qu'on lui imprime dans ce moment.

Tous les hommes qui se sont livrés à la pratique des accouchemens savent que, au moment de la naissance, dans un grand nombre de cas, la tête d'un enfant est énormément alongée, et amincie dans la même proportion. Cet effet a lieu surtout quand les eaux se sont écoulées de bonne heure, et qu'à la circonstance d'un séjour prolongé de la tête de l'enfant dans l'excavation du bassin, où elle se file lentement, se trouve joint un certain degré d'étroitesse de cette cavité.

Mais, chacun le sait aussi, pour remédier à ce désordre, il ne s'agit pas de pétrir la tête; c'est là peut-être un artifice encore employé par quelques empiriques, mais ce moyen ne peut avoir d'utilité, tandis qu'il peut entraîner les plus graves inconvéniens. Ce qui réussit le mieux, en pareil cas, pour rendre à sa forme et à ses dimensions naturelles le crâne déformé, c'est de le laisser libre de toute constriction, et après un certain nombre d'heures, un jour ou deux, un crâne qui, au moment de la naissance, imitait, par son alongement, la forme d'un concombre, est revenu à une forme qui rappelle celle d'une sphère.

J'ai sous les yeux des enfans remarquables par la configuration élégante de leur tête, et que j'ai reçus à leur naissance avec un crâne déformé et alongé d'une manière effrayante. Qu'en pareil cas des charlatans attribuent à leurs manœuvres le retour de la tête à des formes harmonieuses, rien de mieux; mais pour les praticiens instruits et de bonne foi, il est constant que ce retour est dû aux seuls efforts de la nature, et s'opère en un tems fort court, s'il n'est pas contrarié par des pratiques maladroites. Mais il est trop fréquent qu'une intempestive activité s'oppose au bien qu'abandonnée à elle-même la nature ne manque jamais d'opérer. Le fait suivant peut être cité comme preuve de cette triste vérité.

Un de mes élèves de l'Asile des aliénés, M. le docteur Barré, actuellement fixé aux Andelys, fut appelé il y a quelques années pour accoucher une femme du voisinage de l'Asile.

Le travail était arrêté, après avoir duré longtems sans vigueur; l'utérus tombé dans un état complet d'inertie; la femme, épuisée de la longueur d'un travail sans résultat, commençait à se désespérer.

M. Barré pensa que l'art devait venir activement au secours de la nature : il m'appela; je fis aussitôt l'application du forceps, et j'amenai l'enfant sans beaucoup de peine. Le crâne avait subi, par l'action combinée d'un séjour prolongé dans l'excavation du bassin, et par la pression du forceps, un alongement considérable. Je fis observer cette circonstance à M. Barré, en lui annonçant que dans un jour ou deux cette tête, si démesurément alongée, serait revenue à des proportions ordinaires. Nous recommandâmes expressément aux personnes qui devaient soigner l'enfant, de couvrir avec précaution sa tête, d'éviter de la serrer, et, par-dessus tout, de ne pas employer de bandeau. Retourné deux jours après avec M. Barré, je demande qu'on nous fasse voir la tête de l'enfant : nos conseils n'avaient pas été suivis ; au lieu de s'abstenir du bandeau, on en avait appliqué un, fort serré suivant l'usage.

Les cordons en étaient circulairement imprimés sur le cuir chevelu qui formait au-dessus de cette impression un bourrelet épais.

Les deux pièces du frontal étaient abaissées vers leur sommet; les angles correspondans des pariétaux avaient subi le même déplacement; en un mot, c'était, à un très-haut degré, l'altération précédemment décrite chez les adultes. Elle était énormément prononcée chez cet enfant, et on le conçoit, en réfléchissant que cette tête, tendant à obéir au mouvement naturel qui devait lui rendre ses dimensions premières, en était empêchée par la pression circulaire du bandeau, audessus duquel elle se renflait sans contrainte. Cette dernière circonstance exagérait encore la dépression causée par le bandeau. Ce fait montre donc comment les salutaires procédés de la nature sont contrariés par notre maladresse en même tems qu'il ajoute une force nouvelle à notre explication sur les mauvais effets du bandeau.

Ajouterai-je, pour dernière preuve, que toutes les mères auxquelles j'ai donné l'avis de supprimer le bandeau appliqué sur la tête de leurs enfans, ont compris et reconnu de suite l'utilité de ce conseil, et les mauvais effets du serre-tête.

Plusieurs même avaient très-bien observé par elles-mêmes que le crâne se moulait dans le segment de cylindre que représente ce malheureux bandeau, ce qui ne les empêchait pas d'en continuer l'usage.

Au reste, pas un des hommes éclairés auxquels j'ai pu montrer depuis quelque tems les têtes déformées dont les dessins sont joints à ce travail, ne m'a paru entretenir de doutes sur la réalité de la cause que j'assigne à cette déformation. Outre plusieurs confrères de Rouen qui ont visité mon hospice, je puis citer depuis quelques mois mon ami le professeur Hodgkin, de Londres, et après lui MM. les docteurs Marc et Pasquier, l'un médecin, l'autre chirurgien du roi Louis-Philippe; enfin, le docteur Rostan mon maître, et en dernier lieu notre célèbre compatriote le professeur De Blainville.

Invité par moi, lors du passage du roi dans notre ville, à bien vouloir examiner quelques uns de nos malades, M. Marc se rendit à mon invitation avec un empressement que je ne puis assez reconnaître. Il parut s'intéresser vivement à cette question, qui devint pour lui, en adoptant mon explication, une question d'hygiène publique.

Le lendemain de cette première visite, il revint encore, amenant avec lui M. le docteur Pasquier, qui reconnut aussi très-bien l'enchaînement de l'effet et de la cause, et remarqua, en cherchant quelles objections on ferait à mon opinion, que la coïncidence de la déformation de l'oreille et de l'atrophie du cuir chevelu lui paraissaient ajouter beaucoup de force à l'explication présentée pour l'alongement et la dépression circulaire du crâne, et répondre victorieusement à toutes les difficultés qu'on voudrait élever contre cette théorie.

Écrivant loin de Paris le résultat d'observations faites loin de Paris, il est heureux pour moi de pouvoir invoquer le témoignage de plusieurs des hommes les plus éclairés de la capitale, de m'appuyer également de l'assentiment des professeurs Rostan et De Blainville, et de consigner ici l'expression de la reconnaissance que je dois à ce dernier, pour les vues lumineuses qu'il me communiqua dès qu'il fut bien convaincu de l'exactitude de l'explication des faits soumis à son examen.

Mais comment nier ces faits quand on les a vus? Dans quelques cas, l'action du genre de violence à laquelle a cédé le crâne est aussi facile à reconnaître, la tête une fois rasée, que l'impression laissée sur la peau des jambes par des jarretières trop serrées est une preuve positive d'une constriction circulaire sur ces parties.

Pour les lecteurs qui connaissent l'anatomie de la tête, il sera facile de comprendre comment la compression circulaire prolongeant en arrière la cavité du crâne, son extrémité supérieure peut devenir le siége d'un enfoncement quelquefois très-prononcé sur la ligne médiane (voy. fig. 4), enfoncement que j'ai signalé plus haut comme démontrant aussi les résultats désastreux du serre-tête. Il suffit, pour comprendre cet effet, de se rappeler la situation de la faux de la dure-mère, l'adhérence si forte de ce repli membraneux à la suture sagittale et dans son prolongement.

Ainsi tendue au milieu de la voûte crânienne, et solidement fixée sur sa ligne moyenne, cette faux, à laquelle sa composition anatomique laisse très-peu d'extensibilité, est capable d'une résistance très-forte.

Or, dans l'effort qui déforme le crâne et le prolonge en arrière, cette résistance exercée sur toute la ligne d'insertion de la faux, retient cette ligne et l'empêche de s'éloigner autant de sa situation primitive que les régions latérales qui manquent de ce soutien.

Quant à la fréquence plus grande de l'altération chez les femmes, elle est facile à concevoir, et fournit une preuve de plus de la cause que j'assigne à cette altération.

On laisse plutôt nue, surtout dans les classes inférieures, la tête des garçons que celle des filles; chez un grand nombre de ceux-ci, la violence produite dans les premiers tems de la vie, n'a plus lieu pendant les années suivantes, et l'effort ultérieur de développement peut quelquefois réparer en partie le mal, tandis que chez les filles, des bonnets fixés par des cordons circulairement serrés, succédant au bandeau, la tête ne fait que changer de prison.

En étudiant la proportion des têtes déformées, offerte par la population de l'Asile départemental de la Seine-Inférieure, on obtient des résultats du plus haut intérêt pour l'objet du présent mémoire.

Le nombre actuel de nos malades est de 431, dont 202 hommes et 229 femmes. (Ce relevé a été pris dans le courant du mois d'août 1833.)

Sur le total des hommes, nous trouvons 109 têtes à conformation régulière, contre 93 déformées. Mais, parmi ces 93, toutes ne portent pas au même degré l'impression de la violence exercée par le bandeau. Chez 36, elle est médiocre, chez 46, elle est plus prononcée, et chez 11 seulement, elle est portée à un haut degré.

Parmi les femmes, sur le total 229, nous n'avons de conformations régulières que le nombre 75, contre 154 têtes déformées; et parmi ces dernières, 68 sont médiocrement déformées, 46 le sont à un plus haut point, et chez 40, la déformation est portée au degré le plus prononcé.

En somme, et sans entrer dans les différences relatives au degré de la déformation crânienne, 202 hommes présentent 109 conformations régulières contre 93 têtes déformées, tandis que 229 femmes nous donnent 75 conformations régulières contre 154 déformées; et notre population, sans tenir compte de la différence des sexes, fournit, sur un total de 431 aliénés, 184 conformations régulières contre 247 déformations.

Ainsi, nous pouvons apprécier, à la fois, la proportion de ces déformations par rapport au nombre total de nos malades, et les différences dans les deux sexes.

Sur la population totale, elle est un peu supérieure à la moitié.

Chez les hommes, elle ne s'étend pas à la moitié de leur nombre; et chez les femmes, la quantité des têtes déformées surpasse les deux tiers, ou, si l'on veut plus d'exactitude, la proportion sur le total, sans tenir compte de la différence des sexes, est de 57 pour 100; sur les hommes, elle se trouve de 46 pour 100, et chez les femmes de 67 pour 100.

Sans aller plus loin, il est intéressant d'observer que depuis le 11 juillet 1825, époque de l'ouverture de l'Asile, jusqu'au mois d'août 1833, c'est-à-dire, dans une période de huit années, 508 hommes et 640 femmes ont été reçus. La différence de ces deux nombres est de plus d'un sixième en sus du côté des femmes. Or, la différence dans le nombre des déformations du crâne, fournies par les deux sexes, offre les mêmes rapports, puisqu'un peu moins de la moitié des hommes en sont atteints, tandis que les deux tiers des femmes la présentent.

C'est là un résultat tout aussi intéressant qu'il était inattendu; il m'en rappelle un autre trop remarquable pour que j'omette de le consigner ici.

L'Asile départemental de la Seine-Inférieure possède un grand nombre de locaux distincts pour les divers degrés d'agitation de fureur, de calme, de docilité de ses habitans.

Outre une maison particulière, en tout analogue à une maison bourgeoise et destinée aux dames pensionnaires de la première classe, nous avons encore pour les femmes trois cours distinctes, et en outre cinq dortoirs particuliers.

Je n'indiquerai pas la destination spéciale de chacune de ces localités, je me bornerai à dire que dans l'une des cours sont réunies les incurables les plus indociles et les plus violentes; dans deux dortoirs, les plus abruties, les plus incapables d'aucun service utile; tandis que dans un autre dortoir sont rassemblées les plus laborieuses, les plus sociables et les plus aptes à s'occuper, en commun, de travaux sédentaires à l'aiguille, etc [1].

[1] Qu'il me soit permis de faire connaître ici un résultat

Eh bien! précisément, ce dernier dortoir présente la moindre proportion de têtes déformées; il n'en contient que 14, sur un total de 28, la moitié juste : tandis que les deux autres dortoirs et la cour, contenant la partie la plus violente, la plus indocile, la plus abrutie de notre population, fournissent, sur un total de 78 habitans, 59 déformations du crâne, c'est-à-dire les trois quarts. Il faut ajouter encore que c'est parmi les malades les plus abruties et les plus difficiles, que se rencontre la plus forte proportion de crânes profondément déformés. Ce résultat est d'autant plus intéressant, que le classement de nos malades, jusqu'à ce jour, a toujours été

qu'aucune autre Maison d'aliénés n'est peut-être pas parvenue, jusqu'à présent, à obtenir au même degré.

Les jardins spacieux de l'Asile sont cultivés par les bras de nos hommes, dirigés par un jardinier et des infirmiers. Les travaux de la buanderie, ceux de la lingerie sont exécutés par les femmes aliénées, sous la direction de nos dames religieuses. Enfin, le transport des objets nécessaires au service des bains de la cuisine est encore l'œuvre de nos insensés, et cela depuis plus de quatre ans. Ainsi, nous avons pu utiliser, dans leur intérêt, ces malheureux auxquels le travail de corps est si favorable.

Je n'oublierai jamais, et c'est avec un vif sentiment de reconnaissance que je l'exprime, que c'est aux lumières et à l'appui de M. le comte de Murat, alors préfet de la Seine-Inférieure, et de M. A. Lepasquier, actuellement préfet du Finistère, que j'ai dû de triompher des résistances trop long-tems apportées à l'organisation de ces moyens de travail.

indépendant de nos observations sur les déformations du crâne.

L'altération que je signale est-elle particulière aux insensés du pays que j'habite ; existe-t-elle en quantité notable dans des Maisons de fous, autres que l'Asile départemental de la Seine-Inférieure ; enfin, trouve-t-on dans le monde une proportion considérable de personnes qui aient le crâne déformé ?

Telles sont les questions que je vais successivement essayer de résoudre, avant de parler des effets généraux de l'altération, et des moyens à employer pour en prévenir le développement.

Il m'est, pour le moment, impossible de dire si quelque Maison de fous contient, en aussi grande quantité que notre Asile départemental, des têtes déformées par le bandeau.

Cette question ne peut être résolue que par des relevés comparatifs, et les matériaux de cette comparaison n'existent pas encore. Je puis affirmer, néanmoins, que cette altération existe dans la division des aliénés de la Salpêtrière. J'en suis sûr pour l'avoir observée, sans en comprendre la cause, lorsque j'étais l'élève interne de M. Esquirol.

Je me rappelle même avoir conservé, pendant plusieurs années de mon internat, le crâne d'une aliénée, qui offrait au plus haut degré l'altération précédemment décrite.

Je puis donc donner comme certain, que cette déformation existe parmi les aliénées de la Salpêtrière : dans quelle proportion, je n'en sais rien; c'est aux médecins éclairés de cet établissement qu'il appartient de résoudre cette partie de la question, et ils le feront sans doute s'ils adoptent les conséquences de mon travail, et s'ils veulent favoriser de leur suffrage les utiles applications qu'il comporte.

Sûr d'avoir observé parmi les aliénées de la Salpêtrière l'empreinte du bandeau sur le crâne, on pense bien que je suis porté à supposer la même altération parmi les malades de Charenton et de Bicêtre ; mais ces établissemens de la capitale reçoivent toujours une assez grande quantité de malades originaires de nos départemens. Ce n'est pas avec les renseignemens que me fournit ma mémoire que je puis déterminer si les déformations du crâne qu'ils renferment figurent seulement dans une proportion correspondante à celle des insensés originaires de Normandie.

Je ne puis pas mieux dire, si, plus nombreuses que cette fraction de leur population, elles portent aussi sur une proportion notable de sujets d'autres pays.

Il faudrait autre chose que des souvenirs rattachés à quelques faits individuels pour résoudre ces difficultés.

Mon ami le docteur Delaye, chargé, à Toulouse, du service médical de l'hôpital des aliénés, était merveilleusement placé pour m'apprendre si cette déformation du crâne existe dans le midi de la France. En d'autres termes, si la pratique vicieuse suivie chez nous pour couvrir la tête des enfans est également en usage dans le midi; car, on le conçoit, d'après ce qui précède ces deux questions n'en font plus désormais qu'une seule à mes yeux.

Je lui écrivis donc, il y a quelques semaines, pour lui faire connaître le résultat de mes observations, et savoir ce qu'il pourrait rencontrer d'analogue dans sa ville. Voici sa réponse :

« Beaucoup de personnes de ce pays ont la
» tête fort pointue, non seulement parmi les
» aliénés, mais encore parmi les autres. La
» manière dont on serre le crâne n'est peut-
» être pas étrangère à cette disposition géné-
» rale; en effet, on a l'habitude de mettre sur
» la tête des enfans au moins deux coiffes,
» plus, une pièce de linge appelée bandeau.
» Ces deux coiffes compriment fortement le
» crâne à l'aide de très-longs rubans de fil qui

» font au moins trois fois le tour de la tête, ce » qui fait en tout six tours qui, comme je vous » le dis, sont très-serrés, *au point qu'il n'est » pas rare de voir des personnes qui ont une » dépression marquée, un vrai sillon dans la » circonférence de la tête et à la partie corres- » pondante à cette pression. Cette disposi- » tion est fort tranchée sur plusieurs idiots et » imbécilles de l'Hospice des aliénés de Tou- » louse.* »

D'après la nature de ces détails, l'existence de la déformation du crâne que j'ai observée dans le département de la Seine-Inférieure, n'est pas équivoque dans le midi de la France, sa cause ne l'est pas davantage.

Ainsi ressort en même tems la triste certitude de l'extension au loin du mal et du besoin d'une réforme générale.

On pourrait supposer que ces déplorables effets de la manière de couvrir la tête des enfans ne se rencontrent que dans les classes de la société les plus pauvres et les moins instruites; il n'en est pas ainsi, car je vois que dans notre Asile, sur quarante pensionnaires des deux sexes pour les trois pensions supérieures, vingt-deux offrent cette déformation.

C'est chez ces pensionnaires à peu près la

même proportion que sur le total de nos malades.

Cela n'est pas surprenant, quand on réfléchit au grand nombre d'enfans des classes aisées mis en nourrice, et par conséquent livrés aux mêmes mains que les enfans des classes pauvres.

Et d'ailleurs, les mères intelligentes qui se dévouent elles-mêmes à l'éducation de leurs enfans ne sont pas appelées à inventer les vêtemens dont elles les entourent, elles suivent l'usage établi; seulement elles n'ajoutent pas aux inconvéniens de cet usage, ceux qui peuvent résulter du mode le plus vicieux de son application.

Quels sont, sur les fonctions de l'encéphale, les effets de la compression du crâne par le bandeau?

C'est là sans doute la question capitale; c'est de sa solution que ressortira le degré d'importance à donner aux moyens qui peuvent prévenir cette altération.

L'énorme proportion de têtes déformées, signalée dans l'établissement dont je dirige le service médical, suffirait déjà pour faire pressentir l'influence que peut avoir cette cause dans la production de la folie. La différence dans le nombre des déformations du crâne pour chaque sexe, si curieuse en ce qu'elle se trouve dans la même proportion que l'excès du nombre des femmes aliénées sur celui des hommes, ajoute à l'importance de cette déformation, considérée comme cause d'aliénation mentale.

Ce n'est pas assez, toutefois, de signaler ces coïncidences, il faut connaître d'autres circonstances pour apprécier dans toute son étendue l'influence de la déformation du crâne. Il faut savoir, par exemple, pour estimer les effets de ce désordre dans son action la plus simple, ce qu'étaient avant de devenir aliénés ces malheureux à tête difforme qui peuplent notre Asile; il faut étudier quelles particularités peuvent offrir ceux qui, avec une pareille difformité, sont exempts de maladie mentale.

Or, ces deux ordres d'observations concourent on ne peut plus exactement dans leurs résultats et permettent de tracer avec certitude les désordres les plus simples, corrélatifs à la déformation du crâne, produite par le bandeau. Tous les cas particuliers que j'ai pu observer hors de l'établissement m'ont démontré qu'un de ses effets les plus constans est la fréquence des maux de tête, des étourdissemens, enfin, du plus grand nombre des phénomènes qui précèdent et accompagnent les congestions cérébrales. La faiblesse, le développement incomplet de l'intelligence est également une coïncidence qu'on rencontre aussi souvent qu'un caractère bizarre et surtout emporté.

Tous ces accidens se rattachent au trouble introduit dans la circulation par suite d'une compression circulaire du crâne.

Pour se faire une idée du mécanisme de ce désordre, on n'a qu'à faire l'application d'une ligature sur le doigt. La partie séparée du coeur par la ligature, s'engorge bientôt; les veines comprimées ne pouvant plus se débarrasser du sang que leur envoient les artères, se laissent distendre, et, de proche en proche, tous les vaisseaux capillaires correspondans. De même, la ligature exercée par le bandeau et ses cordons comprime toutes les veines du cuir chevelu dans leur marche descendante vers le cœur; l'engorgement de ces veines et des capillaires vers lesquels elles s'abouchent en est une première conséquence.

Mais, si l'on se rappelle l'étendue et la mollesse de la fontanelle antérieure dans les premiers tems de la vie; si l'on se rappelle que justement au milieu de cette fontanelle passe, d'avant en arrière, le sinus longitudinal supérieur, on concevra que la compression de ce sinus veineux doit être également un des effets de l'application circulaire du bandeau.

Ainsi, le bandeau, circulairement appliqué sur le crâne, représente une ligature sous laquelle se trouvent comprimées toutes les veines extra-crâniennes d'abord, et le sinus longitudinal ensuite.

Un des premiers effets de cette compression est la suppuration du cuir chevelu : on conçoit aisément cet effet. Cette portion du système cutané, siége d'une circulation toujours très-active, et dont l'engorgement sanguin est poussé si loin par la cause que je viens de décrire, est encore couverte, dans le plus grand nombre des cas, de bonnets très-épais et très-chauds. Une transpiration abondante s'y établit, son séjour, et trop souvent aussi celui d'une crasse amassée par plaques, peuplée de myriades de poux et respectée sous le nom de chapelet, amollit, enflamme la surface cutanée, irritée encore par les morsures des insectes, et la fait jeter, comme on dit.

La matière de cet écoulement n'est pas un pus de bonne nature, c'est un mélange de sueur, de lymphe et de matière purulente, connu sous le nom de gourme. On regarde généralement comme un bien cet écoulement de gourme; on a raison, maison ne comprend guère son genre d'utilité : le voici, dans le plus grand nombre des cas.

Quand la surface de la tête, enflammée, gonflée, suppurante, est devenue le siége d'une douleur insupportable, le courage manque pour serrer violemment le bandeau sur une plaie si vive, on le relâche un peu et le cerveau profite du mal qu'endure le cuir chevelu. C'est alors qu'avec des feuilles de bette et différens corps gras on entretient un écoulement suivi d'une amélioration notable dans la santé de l'enfant; c'est alors que les bienfaits de la gourme se manifestent dans toute leur puissance.

J'ajouterais, si je ne craignais de paraître charger un tableau tracé tout entier d'après nature, que souvent, à la suite de l'inflammation du cuir chevelu, les ganglions cervicaux s'engorgent. Cet engorgement constitue pour plusieurs un symptôme de scrophule, et le malheureux enfant subit, en outre de toutes les souffrances provoquées par notre sottise, un traitement échauffant qui les exaspère encore.

La compression des veines superficielles de la tête par le bandeau est quelquefois portée assez loin pour que ces vaisseaux se dilatent en varices.

La figure 13 représente un exemple de cette dilatation fournie par une des veinules qui traversent le petit trou pariétal à côté de la suture du même trou. Cette veine a acquis le volume d'une grosse plume, et semble reporter dans le crâne, pour le transmettre aux sinus de la dure-mère, le sang du cuir chevelu qu'elle ne peut envoyer directement aux veines cervicales.

Il est à remarquer qu'en même tems il existe un écartement assez considérable des os du crâne à l'endroit où cette veine superficielle plonge dans sa cavité. Sans doute, dans ce cas, quelque disposition particulière a favorisé la phlébectasie, en même tems que la compression du bandeau tendait à la produire. Depuis que j'ai observé cet enfant et recommandé à la mère la suppression du bandeau dont elle a parfaitement compris l'inconvénient, la dilatation variqueuse a déjà diminué d'une manière sensible.

Les preuves physiques matérielles de la compression du sinus longitudinal de la dure-mère ne peuvent être aussi bien observées dans la dilatation vasculaire qu'elles produisent ; toutefois, cette compression ne peut être équivoque pour peu qu'on se donne la peine d'examiner de près la question : deux ordres de raisons, les

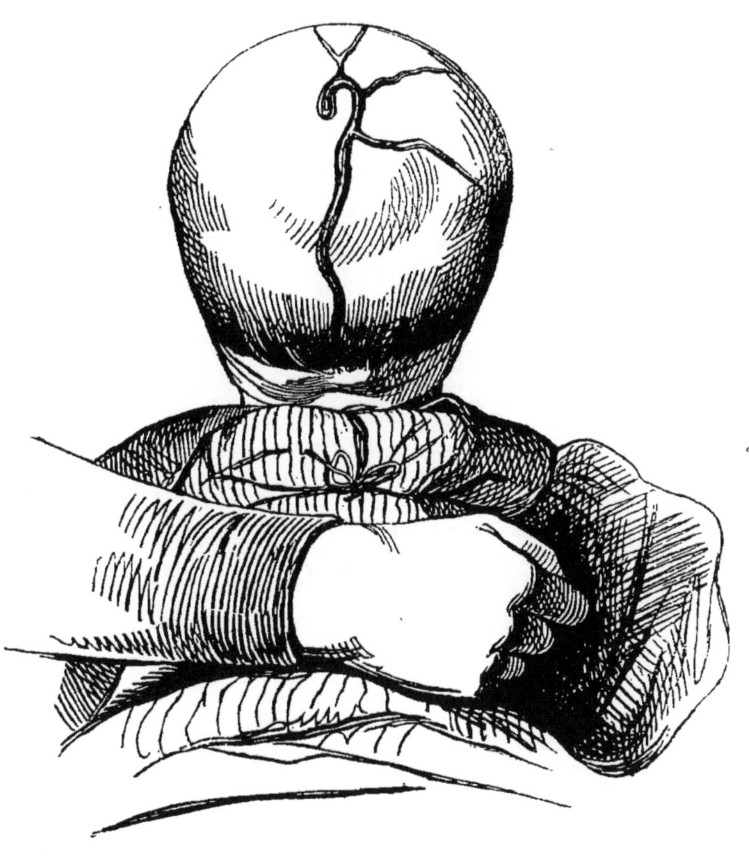

Fig. 13.

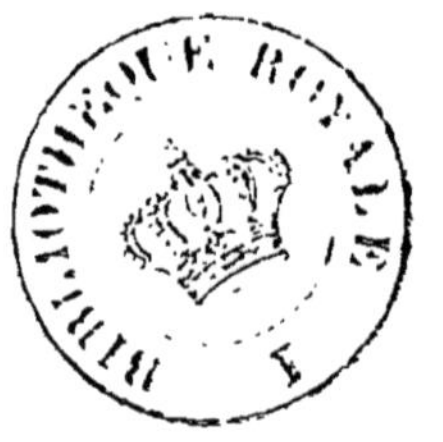

unes physiques, les autres physiologiques, ne peuvent laisser le moindre doute à cet égard.

Pour ce qui est des raisons du premier ordre, on concevra sans peine que, dans les cas où le rétrécissement circulaire est assez prononcé pour que le crâne se renfle distinctement au-dessus (voyez fig. 3, 4 et 5), la partie du cerveau correspondante au rétrécissement se trouve serrée elle-même. Dès-lors, l'engorgement sanguin de la portion cérébrale située au-dessus du rétrécissement est inévitable. Cet effet est d'autant plus certain, que la position superficielle des sinus veineux les expose aux premiers efforts du bandeau. La déformation n'est pas aussi prononcée dans tous les cas, cela est vrai; mais, toutes les fois qu'elle existe, les os ont cédé, ils n'ont pu le faire sans transporter au cerveau la compression qu'ils recevaient.

Il y a donc eu toujours compression circulaire de l'organe, et, comme conséquence forcée, gêne dans le cours du sang.

Je pourrais citer beaucoup d'exemples particuliers qui attestent clairement par leurs symptômes le désordre dont je cherche à faire comprendre la nécessité physique.

Je me bornerai aux suivans qui en résument beaucoup d'autres.

Une jeune fille de quinze ans, ouvrière dans une filature, vint, il y a quelques semaines, à la consultation de l'Asile, pour une affection catarrhale de la poitrine.

Quoique la tête de cette jeune fille fût couverte d'un bonnet, je fus frappé de la déformation excessive qu'elle avait subie. Je demandai à voir à nu cette tête. Sous le bonnet était fortement noué un mouchoir serré sur le trajet occupé par le bandeau chez l'enfant.

C'était une habitude entretenue, conservée depuis l'enfance. Ainsi la mère, lorsque sa fille était devenue plus grande, avait substitué la pression d'un mouchoir à celle d'un bandeau, et celle-ci avait conservé le même usage.

L'impression circulaire et l'alongement du crâne étaient prononcés à un haut degré.

Je demandai à cette jeune fille si elle était sujette à souffrir de maux de tête. La mère répondit affirmativement; il ne se passait pas de semaines sans migraine, me dit-elle : cependant, ajouta la mère, ces accidens sont bien diminués depuis l'enfance de ma fille. J'ai cru que je ne pourrais l'élever tant elle éprouvait d'accidens vers la tête. C'étaient des douleurs à crier, des étourdissemens, des pertes de connaissance; je ne saurais vous dire combien de fois il lui est arrivé de tomber évanouie et de rester long-tems étourdie après ces chutes.

Voici un dernier exemple qui ne peut laisser matière au moindre doute.

Madame C., marchande de meubles de la rue Cauchoise, avait un garçon de vingt mois, imbécille et épileptique.

On engagea cette dame à recourir à mes conseils, elle m'amena son enfant dans le courant de l'été 1832.

Je fis découvrir la tête du petit malade. Tout exercé que j'étais à observer des têtes difformes, je ne pus retenir mon étonnement du degré de difformité offert par celle de ce pauvre enfant. La constriction circulaire du bandeau maintenu sans interruption depuis la naissance et encore appliqué, avait produit sur toute la circonférence du crâne une impression profonde. Le trajet des cordons du bandeau était marqué par une gouttière creusée dans les os à une profondeur de plusieurs lignes. Au-dessus de cette gouttière, la boîte osseuse se renflait de manière à rappeler, par sa forme, celle d'une calebasse. Jamais je n'ai vu d'altération plus prononcée dans aucun cas, non plus l'enchaînement de l'effet et de la cause n'était plus évident.

Je le demande, est-il possible, quand on voit

un crâne circulairement étranglé dans tout son contour, et qu'on observe de pareils accidens, de les rapporter à autre chose qu'à la compression exercée sur le trajet de l'étranglement? C'est comme si l'on voyait rougir la face, survenir des vertiges, et enfin une perte de connaissance chez un homme dont une cravate très-serrée entourerait le cou. Il faudrait accuser, des vertiges et de la perte de connaissance, la cravate, dont le mode d'action, dans ce cas, est tout-à-fait le même que celui du bandeau dans l'autre, mais se trouve seulement appliqué à une hauteur différente.

Voilà les effets les plus simples, les plus sensibles de la compression exercée par la malheureuse pratique généralement suivie dans l'éducation physique des enfans.

Mais qu'un cerveau comprimé, et dont la circulation est entravée, ainsi que je viens de l'établir, soit exposé, par suite, à quelqu'affection inflammatoire, c'est ce qui n'étonnera personne. Que chez les enfans les plus violemment soumis à cette déplorable méthode, les méningites, les cérébrites, les épilepsies, l'imbécillité soient des maladies fréquentes, cela est encore tout naturel; enfin, que la résolution de ces affections, déjà si graves quand elles sont exemptes de complication, devienne plus difficile encore sous l'influence d'une gêne permanente dans la circulation du sang, c'est un résultat inévitable de l'influence des obstacles mécaniques au libre cours du sang.

On comprendra de même que dans un âge plus avancé les maladies cérébrales, plus spéciales à cet âge, frappent une grande partie des malheureux dont l'enfance a été si mal soignée; et les relevés de l'Asile des aliénés que j'ai précédemment fait connaître, apportent à ce fait attristant une confirmation bien éclatante.

Oui, si l'on veut méditer sérieusement ces faits, on comprendra toute l'importance du sujet que je traite.

Enfin, si l'on se rappelle mes observations à la Salpêtrière, aussi bien que la communication de mon ami le docteur Delaye, médecin des aliénés de Toulouse, communication qui prouve que la malheureuse pratique qui tue tant d'enfans, envoie tant de victimes dans notre hôpital et dans ceux de Paris, exerce aussi ses ravages dans le midi de la France, on sentira combien il importe de multiplier ses efforts pour éclairer notre population et la sauver d'un mal dont tous les jours ses mains se rendent complices. Rien n'est plus facile que de corriger les mères; il suffit d'intéresser leur tendresse maternelle au succès.

Dites aux plus incultes, aux plus routinières que le bandeau expose leurs enfans à devenir imbécilles; montrez-leur une autre méthode exempte d'inconvéniens, plus simple et plus facile dans son application, et vous ne trouverez pas de récalcitrantes.

Je crois être entré dans assez de détails pour prouver avec évidence que la déformation du crâne, sur laquelle j'appelle l'attention publique, résulte de la compression circulaire exercée par le bandeau chez le nouveau-né et les jeunes enfans.

La cause du mal étant ainsi fixée, la détermination du remède sera facile.

Dans la manière ordinaire de coiffer les enfans, c'est sur la circonférence du crâne que l'on prend un point d'appui, et c'est le bandeau qui sert de base au reste de la coiffure.

Or, pour qu'il y ait quelque solidité dans tout cet appareil, il faut que sa pièce principale, le bandeau, se trouve solidement fixé. On le fixe donc assez solidement pour qu'il ne puisse fuir en arrière ou se déplacer en tournant.

Mais, quand il est ainsi convenablement arrêté, pour bien remplir son usage, relativement au reste de la coiffure, il se trouve beaucoup trop serré pour ne pas nuire au cerveau et au crâne. Il les déforme, et, par cette déformation, nuit au développement de l'intelligence, prédispose aux affections les plus graves qui puissent frapper l'espèce humaine.

L'application d'un pareil mode de coiffure accuse une ignorance absolue de la structure du crâne chez le nouveau-né.

Ce crâne est un assemblage de membranes aussi molles que du parchemin mouillé, et d'os dont la consistance, loin d'être celle d'os faits, se rapproche, au contraire, de l'élasticité des cartilages les plus minces.

Les parties membraneuses sont à chaque instant soulevées par les mouvemens des vaisseaux, elles ne sont habituellement soutenues que par le cerveau qu'elles recouvrent. C'est encore cet organe activement dilaté par le sang qui le pénètre en abondance, qui maintient les os dans leur écartement. Or, comment un pareil assemblage pourrait-il, sans en souffrir, fournir un point d'appui fixe à une coiffure serrée sur son contour, et particulièrement sur ses parties les plus flexibles?

Il est manifeste que, pour éviter toute lésion d'organes encore si mal affermis, il faut ménager, autant que possible, le crâne des nouveau-nés; et qu'on ne saurait trop attentivement le soustraire à toute cause de compression habituelle et même passagère.

Loin donc de l'étrangler circulairement au moyen d'une espèce de ceinture et de cordons qui, par leur ensemble, exercent un effort considérable, on doit se borner, pour couvrir la tête, à l'usage de bonnets d'une ampleur convenable, offrant de chaque côté, au devant de l'oreille, des prolongemens ou des rubans qu'on attache d'une manière assez lâche sous le menton, et munis en arrière d'une petite fente dont on rapproche doucement les deux bords pour appliquer, sans efforts, la circonférence du bonnet sur celle du crâne.

Par ce simple moyen, le bonnet est bien fixé, et la tête bien couverte se trouve exempte de toute compression.

Le conseil de donner de l'ampleur aux bonnets ainsi fixés, n'est pas sans importance, car trop étroits ils peuvent encore déformer le crâne.

J'en ai eu la preuve chez un enfant de quelques semaines, dont la tête avait subi la déformation circulaire du bandeau. Par mon conseil, les parens supprimèrent ce moyen et lui substituèrent de simples bonnets noués sous le menton. Mais ces bonnets, taillés dans de mauvaises proportions, étaient loin d'offrir, dans leur fond, une grandeur proportionnée au volume du crâne. Il fallait un effort pour les faire descendre jusque sur le front et sur les oreilles, et ils n'y parvenaient qu'en se tendant assez fortement sur toute la circonférence du sommet du crâne. Après quelque tems de leur usage, l'empreinte circulaire du bandeau avait disparu; mais en même tems le sommet de la tête, habituellement contenu dans un espace trop serré, s'alongeait en une pointe analogue à celle du fond du bonnet, fâcheux effet qui fut reconnu par la mère et par la bonne de l'enfant, aussi-tôt que je leur eus communiqué ma remarque; elles y portèrent remède en employant des bonnets plus larges.

Il faut donc que les bonnets soient amples, et qu'ils enveloppent facilement la tête sans la comprimer. Ainsi construits, et fixés comme je l'ai dit, ils laisseront se développer en pleine liberté le crâne, dont la forme n'est jamais aussi belle que lorsqu'aucune violence ne contrarie son évolution naturelle.

On peut d'ailleurs, sous le bonnet principal, revêtir la tête d'une calotte de toile ou de toute autre étoffe, suivant le besoin. Cette calotte ne doit être soutenue que par le bonnet qui la recouvre.

Mais en général on couvre beaucoup trop la tête des enfans. Une simple calotte de toile et un bonnet peu chaud suffisent dans les premiers mois de la vie; plus tard, le mieux est de laisser habituellement la tête nue tout le jour, de la garantir seulement au moyen d'une légère capote, lorsque l'enfant va au soleil, de la couvrir d'ailleurs très-légèrement la nuit.

Les bourrelets variés dont on couvre la tête avec l'intention de prévenir les contusions dans les chutes si fréquentes des enfans, méritent aussi quelqu'attention.

Souvent leur ouverture, régulièrement circulaire, ne s'accommode pas sans efforts à la circonférence ovale du plus grand nombre des têtes; or, si pour faire entrer le bourrelet, on déforme son ouverture, qui, par son élasticité, tend à revenir sur elle-même, on applique ainsi, à la tête de l'enfant, un effort qui la gêne et peut nuire par sa continuité.

Pour moi, je l'avoue, dès qu'un enfant commence à bien marcher, rien ne me semble mieux que de laisser sa tête nue. Et, dût-il quelquefois souffrir ainsi de ses chutes, il est habituellement à l'abri des inconvéniens que les bourrelets occasionnent par leur pression ou par la chaleur qu'ils déterminent.

Pour compléter l'indication des soins que réclame la tête des nouveau-nés, qu'on me permette ici une digression dont l'utilité est grande aussi à mes yeux.

Je ne chercherai pas à comprendre pourquoi l'habitude s'est établie de respecter chez l'enfant la crasse que personne ne croit utile de conserver chez l'adulte; c'est là un préjugé comme beaucoup d'autres. Il règne encore généralement dans nos grandes villes, à plus forte raison dans nos campagnes, et le nombre des médecins assez courageux pour lui faire une guerre ouverte n'est pas considérable; ou, pour mieux dire, la plupart partagent à cet égard le préjugé du monde.

C'est pour cela que chez tant d'enfans la crasse s'amasse sous forme de larges écailles, de croûtes dégoûtantes, sur le cuir chevelu d'abord, et bientôt sur le front et dans les sourcils.

Ainsi respectée pendant une ou plusieurs années, cette ignoble saleté finit par tomber, lorsque le sujet prenant de la vigueur, joue la tête nue, transpire de cette partie et la gratte avec une ardeur que provoquent trop souvent les morsures d'insectes qui foisonnent sous cette dégoûtante enveloppe. Alors, on croit pouvoir le peigner, et peu à peu la tête devient propre; mais, jusque-là, que de souffrances non sans danger, quel aspect, quelle fétidité repoussante! sans parler des cicatrices qui trop souvent succèdent à ces suppurations et restent toute la vie, stigmates ineffaçables des mauvais soins donnés au premier âge.

On ne peut trop le dire, le chapelet des enfans n'est qu'un dégoûtant amas de crasse.

Il est dangereux de laisser se former cet amas; le développement de légions de poux en est une suite presqu'inévitable, et qui ajoute encore aux inconvéniens dépendant du chapelet. Il faut prendre de très-bonne heure, en élevant des enfans, les habitudes de propreté qui préviennent d'une manière certaine ce double mal.

Il suffit de peigner tous les jours au peigne fin, et de brosser ensuite avec attention la tête de ces petits êtres.

Cet usage du peigne et de la brosse doit être commencé dans les premiers jours de la vie, et continué ensuite sans interruption.

Alors même que la tête du nouveau-né ne serait pas encore garnie de cheveux, l'usage quotidien du peigne et de la brosse n'en doit pas moins être établi. Car le peigne et la brosse sont les meilleurs moyens de diviser et d'enlever la crasse qui se forme de très-bonne heure sur la peau du crâne, en même tems que leur passage sur le cuir chevelu exerce une espèce de friction favorable à la santé de cette partie de la peau et au développement des cheveux.

Dès que les cheveux poussent, l'usage du peigne et de la brosse devient plus indispensable. Il ne faut jamais laisser passer un jour sans en user.

Ainsi, les têtes des enfans seront d'une propreté parfaite, et jouiront en même tems d'une fraîcheur de santé que sans de pareils soins on ne peut connaître.

A ces moyens quelques personnes joignent l'habitude de couper très-fréquemment les cheveux et de savonner la tête une fois par semaine.

Il me paraît bien de couper fréquemment les cheveux, le seul inconvénient est de les rendre plus durs. Pour ce qui est du savonnage, il me semble superflu quand l'usage du peigne et de la brosse est bien dirigé.

Voici l'ensemble des moyens aussi simples que faciles qu'il faut employer ; mais déjà chez nous beaucoup d'exemples parlent en faveur de cette méthode, que consacre, sans ces exemples, un long usage établi chez des peuples plus avancés que nous dans l'éducation physique des hommes, et qui ne connaissent pas plus aujourd'hui le bandeau que le chapelet, qui refusent d'y croire quand on leur en parle.

On verra, avec ces soins, l'intelligence, les grâces, la fraîcheur et la santé de l'enfance se développer sans obstacles, et n'être plus flétries par d'innombrables souffrances et ruinées par d'affreuses maladies.

Un bonnet qui ne serre pas la tête, l'emploi quotidien des plus simples moyens de propreté, voici donc tout ce que réclame de soins la tête des enfans en bas-âge, pour prévenir les inconvéniens graves que j'ai signalés.

Ce mémoire a été surtout destiné à signaler une déformation du crâne, sa cause et ses effets, et à faire connaître son remède. Cette partie principale de ma tâche est accomplie ; mais, comme j'ai fait précéder l'histoire des violences exercées sur la tête, de l'indication sommaire de celles que peuvent subir, par notre faute, la plupart des autres parties du corps, je ferai suivre, en peu de mots, l'exposition des soins que réclame la tête, de l'indication de ceux dont il faut entourer le corps des enfans. Presque tous les maux qu'ils éprouvent, aussi bien que les adultes, tiennent à ces deux causes singulièrement fécondes en désastreux effets, *compression*, *malpropreté*.

Dire que toutes les pièces du maillot doivent être lâchement fixées, est aujourd'hui un conseil superflu, tant il a été répété de fois par des autorités imposantes. Qu'aucun des vêtemens à l'usage de l'enfant ne doit être arrêté au moyen d'épingles, est un conseil qui n'est pas neuf non plus, mais qui est trop peu suivi pour qu'on ne doive pas le répéter.

Les épingles qui fixent les vêtemens de l'enfance sont bien souvent devenues des causes de blessures, assez graves quelquefois pour entraîner la mort.

Si le maillot se trouve attaché avec des rubans, aucun de ces inconvéniens ne sera à craindre.

Il y a donc bien des raisons pour ne pas employer les épingles, tandis qu'aucune raison ne contr'indique l'usage des cordons.

On a parlé de baigner tous les jours les enfans à l'eau froide, on a cité des effets merveilleux de cette habitude suivie sur quelques uns.

Mais avec raison aussi on a signalé ses dangers.

Rien n'est plus favorable aux enfans que l'usage quotidien de l'eau froide, mais ce n'est pas sous forme de bains qu'il faut l'employer.

Au contraire, c'est en n'agissant à la fois que sur une seule partie du corps, c'est en lavant d'abord un bras, le côté correspondant de la poitrine, en essuyant soigneusement et fortement ces parties, qu'on recouvre avant de s'occuper de celles du côté opposé; c'est en passant ainsi successivement d'une partie du corps à l'autre, que l'usage de l'eau froide est favorable: employée avec ces précautions, elle endurcit la peau des enfans contre les variations atmosphériques et les met à l'abri des rhumes si fréquens que contractent ceux qu'on élève plus mollement.

Mais il faut bien comprendre qu'avec l'usage de l'eau froide il est indispensable d'essuyer, avec le plus grand soin et assez fortement, la peau, pour qu'elle soit bien sèche et commence à rougir du frottement qu'elle éprouve quand on la revêt.

L'éducation physique des enfans commanderait bien d'autres détails; je me borne à ces rapides indications. Ce n'est pas un traité d'hygiène que j'ai entrepris.

Préoccupé des graves inconvéniens d'une pratique qui porte le trouble dans le plus noble et le principal organe de l'homme, j'ai voulu surtout répandre et populariser en quelque sorte ma conviction, pour obtenir la réforme de cet abus, et, en passant, j'ai été conduit à en signaler quelques autres qui ont aussi leurs dommages.

Puissé-je n'avoir pas écrit sans utilité!

Rouen. F. BAUDRY, Imprimeur du Roi, rue des Carmes, n°. 20.

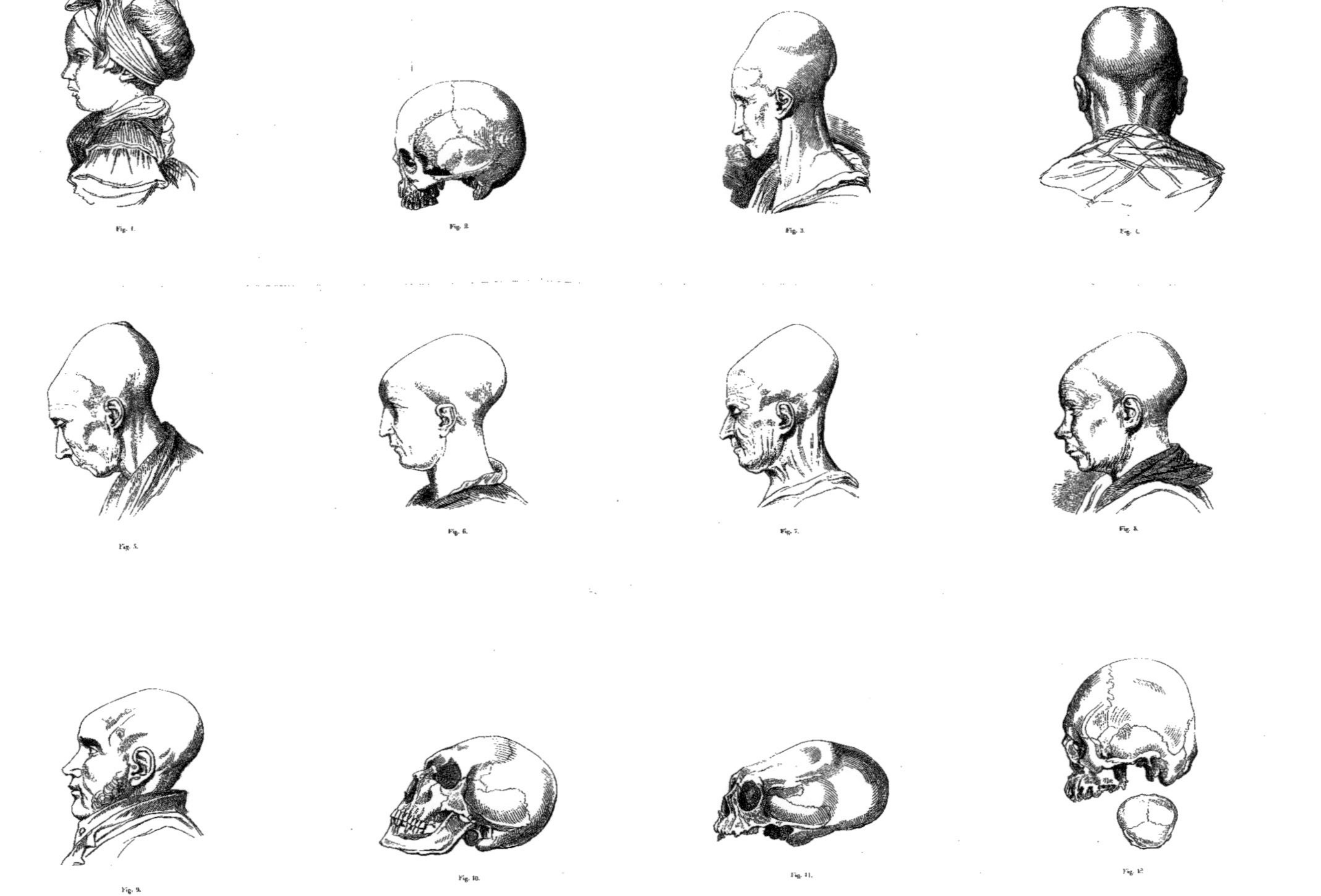
Fig. 1.
Fig. 2.
Fig. 3.
Fig. 4.
Fig. 5.
Fig. 6.
Fig. 7.
Fig. 8.
Fig. 9.
Fig. 10.
Fig. 11.
Fig. 12.

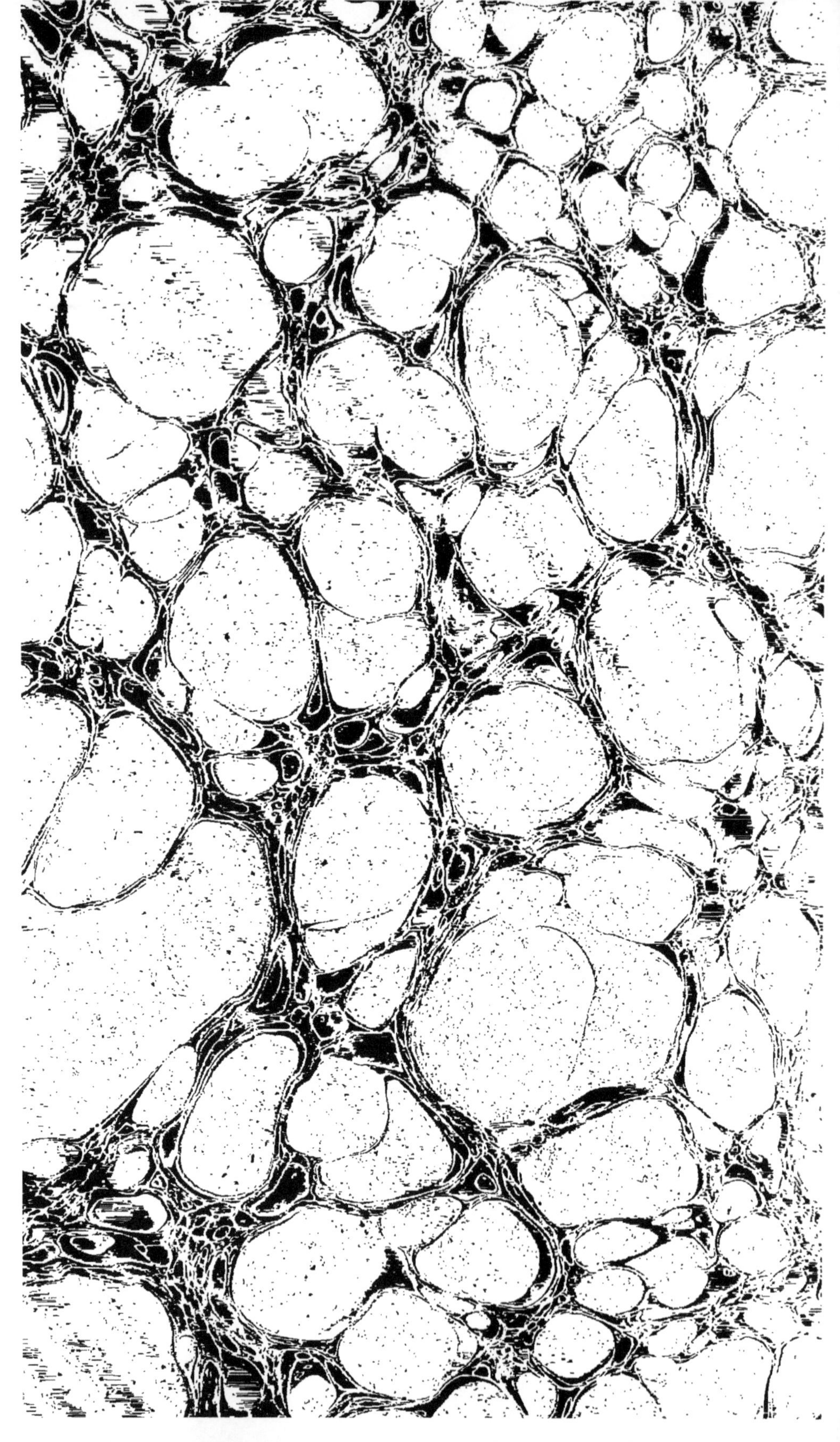

www.ingramcontent.com/pod-product-compliance
Ingram Content Group UK Ltd.
Pitfield, Milton Keynes, MK11 3LW, UK
UKHW021055270726
13967UKWH00012B/1794